U0396993

我们时代的
神经与
精神疾病

Eric R. Kandel

[美] 埃里克·坎德尔 著

喻柏雅 译

北京联合出版公司

Beijing United Publishing Co.,Ltd.

名人推荐

我曾读过诺奖得主坎德尔的《追寻记忆的痕迹》，做过推荐。从脑科学角度说，这一部《我们时代的神经与精神疾病》内容更加系统翔实。坎德尔从脑科学的视角论述了心智的诸种方面，从记忆机制到艺术创造力，从身份认同到自由意志，为这些老议题提供了新洞见。我们不仅能看到心智生物学的新知如何改写我们对精神疾患的认识，而且也能借此拓展我们对人性和这个世界的理解。

——陈嘉映，首都师范大学哲学系特聘教授、浙大城市学院特聘教授

这本书回归了埃里克·坎德尔最初对人类心智及其障碍的兴趣，是一座信息金矿。书中深入介绍了认知和神经方面的大脑疾病：我们已经知道什么，更重要的是，我们还不知道什么。坎德尔着重强调我们目前对各种大脑疾病的认识，主要是通过该领域应用的两种相对较新的技术方法：遗传分析和脑成像。我对这本书将临床症状与神经生物学（已发现的大脑障碍的解剖和分子水平变化）融为一体表示赞赏。我向任何想了解人类对大脑疾病的探索进程的读者强烈推荐这本书。

——约翰·E.道林，美国科学院院士、美国艺术与科学院院士、哈佛大学医学院神经科学荣休教授

这是一本关于大脑的神经生物学相关性和精神病学临床科学基础的科普巨著，坎德尔写得非常精彩，让人不忍释卷。与一般科普不同的是，它同时兼具当今神经科学领域基础与临床最新进展，包括作者自己的记忆研究前沿工作，以及许多患者对自我症状的生动描绘，把一般晦涩难懂的神经系统结构、功能与人们日常体验的联系简明生动地表达出来，分寸感把握很到位，也很好地梳理了现代精神医学和心理治疗的发展简史。他对创造力的大脑机制的观点显示出非同凡响的洞察力。在新心智生物学的框架下，神经精神疾病、发育与遗传易感素质、学习与记忆、人类行为、意识本质、精神分析等等被有机地串联起来，以引人入胜的方式呈现给读者，由此开启一段探索大脑与心智之旅。

——徐一峰，国家精神疾病医学中心脑健康研究院院长、上海市重性精神病重点实验室主任

坎德尔是诺奖获得者，脑科学大师，也是科学写作的大师。他曾创作过自传《追寻记忆的痕迹》、《为什么你看不懂抽象画？》等诸多科普名著。本书是他撰写的关于脑疾病的一本科普小书，说小书是因为篇幅并不大。对于种类繁多、原因复杂的脑疾病，即使是厚厚的大部头也很难跟大众讲明白其来龙去脉。在这本书里，坎德尔再次展现出精湛的科学写作功力，并非面面俱到，而是对当前最重要的脑疾病做了精彩的"画龙点睛"。例如对于孤独症，他认为关键的问题在于大脑中分管社会功能的脑区出现了异常，对于情绪障碍疾病例如抑郁症，他提出可能是由于分管情绪与记忆的脑区连接出现了异常，等等。由于脑疾病的研究还在不断进行之中，这些点睛之笔并非一定是疾病的真正

原因，但坎德尔出于数十年的脑科学研究思考，确实提出了非常有价值的科学观点，不仅对于大众理解脑疾病有帮助，对于我们专业研究者也提供了专业的视角。对于脑科学或脑疾病感兴趣的读者而言，相信这本书是一本非常精彩的入门读物。

——仇子龙，上海交通大学医学院松江研究院资深研究员、上海交通大学特聘教授

脑神经科学曾经是我母亲最感兴趣的话题。2020年她患癌症住院，我回来陪她，买了一本埃里克·坎德尔写的 *The Disordered Mind*（即本书英文原版）。我想从中理解母亲的阿尔茨海默病，也想跟她分享一下这个领域最新的发展。

见我读书，母亲问，你在看什么书？我说，一本很棒的科普，通过研究孤独症、抑郁症、精神分裂症、帕金森病、成瘾等疾病，去理解思维、情感、行为、记忆和创造力。

当时母亲已经无法从真正意义上阅读，因为她失去了存储新信息的能力。但我仍想借这本书跟她聊天，我说，坎德尔因研究"学习与记忆存储"，在2000年获得了诺贝尔医学奖。

她拿过书看里面的插图。我说，这本书企图探讨人类最困难的一个问题：我们的心灵，我们个人的自我感，是如何从大脑的物质中产生的？她说，这的确是个有意思的问题，数百亿神经元是如何产生了意识的？不过人用意识去理解意识，能有答案吗？

那个时刻，清醒像一道闪电划过了母亲头脑的夜空。两分钟后，她完全忘记了这场对话，令我怀疑它是否真的发生过。

回想起来，那是我和母亲最后一次有实质的交流。

——陈冲，影视演员、电影导演、编剧

目 录

译者序

从2014年开启坎德尔自传的翻译，到这本书摆在读者面前，整整十年过去了。至此，我对坎德尔系列作品的翻译也暂时画上一个句号。业已翻译的三本书映照着坎德尔的三重人生：自传《追寻记忆的痕迹》讲述他作为神经科学家的毕生奋斗，《为什么你看不懂抽象画？》分享他从自己毕生最大的爱好——艺术欣赏与收藏中提炼的成果，本书则回归他早年的志业和作为精神科医生的身份。透过这三本书，读者可以认识到一个鲜活且立体的坎德尔：探索科学，践行医学，心怀人文，挚爱艺术。

这十年于我而言也是人生中百转千回的一个阶段。套用坎德尔自传中的结语：我进入中大时想成为一名心理学家，探索人性与大脑深处的未解之谜；离开时做了一名科普作者兼译者，面向公众传播科学知识与人文理念；而就在一年前，我加入瑞鸥公益基金会，竭力推动罕见病的基础科研与转化医学。这看似曲折的人生道路背后，实则暗藏一条主线：当初，坎德尔自传所彰显的还原论的威力，让我认识到心理学的局限性，以致渐行渐远；同时我深受自传的感召，从浅尝翻译进而着迷翻译，一路走到今天；连最近我毅然投身罕见病公益的伏笔，也早就在他的自传里埋下了。

犹记得《追寻记忆的痕迹》书末有一条长达两页的注释，介绍美国的亨廷顿病患者家庭成立基金会资助科学家研究亨廷顿病的历程。如果不是因为做翻译，作为读者我多半是不会留意这条注释的，正是因为做了翻译，我对这条注释印象格外深刻，于是，当去年老友打电话向我初次介绍瑞鸥的业务模式时，我迅速就明白了瑞鸥未来要走的路——资助中国的科学家从事罕见病科研。无独有偶，我在瑞鸥调研的第一个科研资助项目，就是针对亨廷顿病的基因疗法。难怪坎德尔总是感慨"人生就像一个圆圈"！

亨廷顿病正是本书重点剖析的一种神经疾病，其作为罕见病能够受到如此大的关注，确实得益于患者组织与基金会几十年如一日的不懈推动。较之于罕见病的鲜为人知，本书中介绍的很多神经和精神疾病大家都耳熟能详，有些特定的病名早已被望文生义地活用为形容词："我感到很抑郁"，你其实只是暂时心情不好；"我小时候很自闭"，你不过是性格比较内向；"我快要PTSD了"，你是在夸张地表达某件事对你造成的刺激。由此可见，虽然随着社会的发展和进步，很多"心病"不再像过去那样讳莫如深，但公众对于这些疾病的认识却存在不小的误区。

本书对于公众最大的价值正在于此。甚至可以说它在图书市场上是独一无二的：无论是介绍各种精神疾病的心理学教材，还是针对单种神经疾病的科普读物，它们的篇幅都太长了，令很多读者望而却步，本书不仅把这两类疾病的主要病种都涵盖了，还在篇幅短小精干的同时兼具广度和深度，可谓是"心理障碍一本通"；不仅如此，有别于那些心理咨询和自助类读物，本书侧重于阐明各种疾病背后的生物学机制，是更硬核的科普。

由此引出本书的一个核心观点，即打破神经障碍与精神障碍、神经病学与精神病学之间的界线。传统上由于技术和认识的局限，学界倾向于把存在明显脑损伤的疾病归为神经障碍，而把没有清晰可见的解剖学损伤的疾病归为精神障碍，前者是脑病而后者是心病，"心病还须心药医"，精神障碍患者往往被看作是意志薄弱、自控力差的人，甚至遭到污名化。以上种种，都属于笛卡尔心身二元论游荡至今的幽灵，而站在现代神经科学的角度，将大脑与心智相分离的二元论是毫无立锥之地的（有兴趣的读者可阅读达马西奥的名著《笛卡尔的错误》）。

　　这一核心观点，在《追寻记忆的痕迹》中已经反复提及，在本书中更是贯穿始终。一言以蔽之，无论神经障碍还是精神障碍，都是通过一系列生物学机制在物质水平上影响着患者的身心，反过来，对于精神障碍，无论有形的药物治疗，还是无形的心理治疗，也都同样是通过一系列生物学机制在物质水平上改善着患者的身心。只是心理治疗的生物学机制可能过于复杂而尚未阐明，但它绝不是神秘莫测、虚无缥缈的。诚如作者所言："它们确实在大脑中和行为上产生了可检测的、持久的生理变化。"（第278页）

　　本书的读者并不限于那些自身患有相关疾病或对这些疾病感兴趣的人。正如英文版副书名所表达的，通过研究异常的大脑，我们其实可以获知大量关于正常大脑运作的信息，据此，本书值得推荐给每一位对自己大脑感兴趣的读者。再次引用作者的话："我们从布罗卡失语症和韦尼克失语症中理解语言，从阿尔茨海默病中理解记忆，从额颞痴呆中理解创造力，从帕金森病中理解运动，从脊髓损伤中理解思维和行动之间的联系。"（第34页）我们应该感谢每一位患者，他们同科学家和医生一道，不仅为我们摆脱恶疾的折磨做出了牺牲，更为人类增进对自身的认识做出了贡献。其实对于罕见病的研究，也共享同样的逻辑，一种病并不因其罕见，就不值得被公众关注和正视。

最后我想强调的是，读者不要只把这本书当作科普书来读，更值得品味的是人类理解大脑之后的意义所在，科学研究又将如何增进我们对人性的洞察。正如作者在本书中几番重申，基于大脑的心智生物学研究会带来科学与人文学的融合，并产生新的科学人文主义。其实这一论断，作者在2000年荣获诺贝尔奖的晚宴致辞中早已给出："心智生物学在关注自然世界的科学与关注人类经历之意义的人文学之间架起了桥梁。这一新的综合带来的洞见，将不仅推进我们对神经和精神疾病的认识，而且会让我们加深对自身的认识。"本书可视作对这句话的阐述和铺陈。你瞧，人生又是一个圆圈！

这是我与周茜编辑的第二次合作，我必须毫不恭维地表示，在我合作过的编辑里头，她的业务能力是出类拔萃的，她所做的绝大多数修改，我都是欣然接受的，她为我原本拙劣的汉语表达遮了不少羞。但文责必然在我，译文如有任何疏失，烦请读者来信斧正：yuboya@live.com。

今天是我入职瑞鸥一周年的日子。尽管如今只能在繁忙的工作之余从事翻译，我仍然时常感念《追寻记忆的痕迹》对我人生的深远影响，感谢坎德尔带给我受用终生的知识、激情与省思。年逾九旬的坎德尔去年正式从哥伦比亚大学退休，让我们共同期待他能在享受晚年生活的同时再创佳作，我时刻准备着再续前缘。

喻柏雅谨识

2023年12月19日

前　言

　　我的整个职业生涯都在试图理解大脑的内部运作和人类行为的动机。希特勒占领维也纳之后不久，年幼的我就出逃了，从此我着迷于关乎人类生存的一个巨大谜团：作为地球上最先进和最有文化的社会之一，维也纳怎么会飞快地将其奋进的步伐转向邪路？在面临一个道德上的两难处境时，个体该如何做出选择？分裂的自我能通过技巧性的人际互动治愈吗？怀着理解并处理这些难题的希冀，我成了一名精神病医生。

　　不过，我逐渐认识到上述心智问题难以捉摸，于是转向了那些可以通过科学研究得到更确切答案的问题。我专注于研究一种非常简单的动物的神经元小集群，最终发现了学习和记忆的几种基本形式背后的根本机制。虽然我非常享受自己的工作，也得到了大家的允分赞赏，但是我意识到，我的那些研究发现只是理解宇宙中最复杂的存在——人类心智——这一求索过程中的一点小小进展。

　　从人类文明初现之时起，这种求索就激励着许多哲学家、诗人和医生。德尔斐的阿波罗神庙入口处刻着一句格言："认识你自己。"自从苏格拉底和柏拉图首次思考人类心智的本质以来，每一代严肃的思想家都试图理解"让我们成为我们"的那些思维、感受、行为、记忆和创造力。对早期的思想家来说，这种求索局限于哲学的知识框架，正如17世纪法国哲学家勒内·笛卡尔的宣言"我思故我在"所体现的。笛卡尔的指导思想是：我们的心灵与身体是分开的，两者各自独立地运作。[1]

现代社会向前迈出的一大步，是认识到笛卡尔的落后：事实上是"我在故我思"。这一反转发生在20世纪后期，当时由约翰·塞尔和帕特里夏·丘奇兰德等人引领的一个关注心灵的哲学流派，与认知心理学（心智科学）融合[2]，接着两者又与神经科学（脑科学）融合。结果出现了一种全新的关于心智的研究取向。这项前所未有的对心智的科学研究基于一条原则：我们的心智是由大脑执行的一套加工过程，大脑则是一个极其复杂的计算设备，它构建我们对外部世界的知觉，让我们产生内心体验，并控制我们的行动。

新心智生物学是人类思想演进的最新阶段，这一阶段始于1859年达尔文对我们身体形态进化的洞见。在其经典著作《物种起源》中，达尔文介绍了这样一种观点，即我们不是由全能的上帝创造的独特存在物，而是从更简单的动物祖先进化而来的，并与它们共享一套本能行为和习得行为。在1872年出版的《人类和动物的表情》一书中，达尔文不仅详细阐述了这一观点[3]，还提出了一个更激进且更深刻的观点：与我们形态特征的进化相似，我们的心理过程也是从动物祖先那里进化而来的。也就是说，我们的心智不是虚无缥缈的，它可以从科学角度加以解释。

包括我自己在内的脑科学家很快意识到，如果更简单的动物表现出与我们相似的情绪，比如在面对身体受到伤害或社会地位下降的威胁时表现出恐惧和焦虑，那么我们应该能够在这些动物身上研究我们情绪状态的各个方面。随后对动物模型的研究清楚地表明，就像达尔文所预测的，即使是我们的认知过程，包括人类意识的原始形态，也是从我们的动物祖先那里进化而来的。

我们与更简单的动物共享心理过程的各个方面，因此可以在这些动物身上研究简单水平的心智运作过程，这是一个幸运的事实，毕竟人脑的复杂程度令人震惊。这种复杂性在我们的自我觉知中表现得最为明显，也最为神秘。

自我觉知引导我们质疑我们是谁，又为什么存在。我们无数的创世神话——每个社会流传的关于其起源的故事——都是为了解释宇宙以及我们在宇宙中的位置。寻找这些关乎人类存在的问题的答案，是定义我们作为人的重要部分。而寻找脑细胞之间错综复杂的交互作用如何产生意识和自我觉知这一问题的答案，则是脑科学遗留的最大谜团。

人性是如何从物质性的大脑中产生的？大脑中的860亿个神经细胞（神经元）通过非常精确的连接相互交流，使得大脑可以实现自我意识，并能够进行非常快速和准确的计算。在我的职业生涯中，我和同事已经能够在一种简单的无脊椎海洋动物海兔身上证明，这些称作"突触"的连接，可以被经验改变。这使得我们能够学习并适应周遭环境的变化。但神经元之间的连接也可能因损伤或疾病而改变；此外，一些连接可能在发育过程中无法正常形成，甚至根本无法形成。这些情况会导致大脑障碍①。

---

① 原文是"disorders of the brain"（或"brain disorders"）。中文习惯把英语里表示整个脑的"brain"称作大脑，而在科学上，大脑仅指端脑。本书除了在"大脑半球"和"大脑皮层"等术语中指的是端脑外，一般情况下提到"大脑"均是指整个脑。"disorder(ed)"一词作术语性名词时译作"障碍"，此外均译作"紊乱（的）"。另外，作者出于表达上的丰富性，对"障碍/疾病""心理/精神"是作为同义词交替使用的。——本书脚注均为译者所加。

今天，对大脑障碍的研究给了我们新的洞见，来了解我们的心智如何正常运作，这是历史上前所未有的。例如，我们对孤独症、精神分裂症、抑郁症和阿尔茨海默病的研究可以帮助我们理解社会互动、思维、感受、行为、记忆和创造力所涉及的神经环路，正如对这些神经环路的研究确实可以帮助我们理解大脑障碍。从更广泛的意义上说，就像电脑的组件在出现故障时会揭示其实际功能，当大脑神经环路出现故障或无法正确形成时，它们的功能也会变得非常清楚。

本书将探讨产生我们心智的大脑过程如何变得紊乱，从而造成了困扰人类的各种破坏性疾病：孤独症、抑郁症、双相障碍、精神分裂症、阿尔茨海默病、帕金森病和创伤后应激障碍。书中解释了为何研究这些紊乱过程对于增进我们对大脑正常运作的理解以及寻找治疗这些障碍的新方法至关重要。本书还表明，我们可以通过研究大脑功能的正常变化来丰富我们对大脑运作方式的理解，比如大脑在发育过程中如何分化，以决定我们的性别和性别认同。最后，本书展示了生物学取向的心智研究如何开始揭示创造力和意识的奥秘。我们特别注意到精神分裂症和双相障碍患者具有非凡创造力的案例，他们的创造力跟我们每个人一样，都是源自大脑、心智和行为之间的相同连接。对意识及其障碍的现代研究表明，意识不是单一和统一的大脑功能；相反，它是不同情境下表现出的不同心智状态。此外，正如早期科学家所发现的和西格蒙德·弗洛伊德所强调的，我们的有意识知觉、思维和行动都由无意识心理过程驱动。

从更广泛的意义上说，心智生物学的研究不只是一项科学探索，为增进我们对大脑的理解和为大脑障碍患者开发新疗法带来巨大希望；心智生物学的进步还可能开创一种新人文主义，将关注自然世界的科学与关注人类经验意义的人文学相融合。这种新的科学人文主义——在很大程度上是基于对大脑功能差异的生物学洞见——将从根本上改变我们看待自己和彼此的方式。多亏了我们的自我意识，我们每个人都已经感受到了自己的独一无二，但我们实际上要通过生物学来确认自己的个性。反过来，这将带来对人性的新洞见，并对我们共通的人性和各自特有的人性形成更深的理解和欣赏。

1 大脑障碍
——理解健康大脑的一扇窗

整个科学领域中最大的挑战，是理解经由我们对世界的个体经验而反映出的人性，其奥秘如何从物质性的大脑中产生。我们大脑中数百亿个神经细胞发出的编码信号是如何产生意识、爱情、语言和艺术的？一个极其复杂的神经元连接网络是如何产生我们的身份认同感，又是如何产生一个随着我们成熟而发展但又在我们的人生经历中保持明显恒常的自我的呢？这些关于自我的奥秘让一代又一代的哲学家着迷。

解决这些奥秘的一种方法是重新定义问题：当大脑不能正常运作，当它受到创伤或疾病的困扰时，我们的自我感会发生什么变化？由此导致的自我感的碎片化或丧失，曾得到医生的记述与诗人的哀叹。不久以前，神经科学家研究了当大脑受到攻击时，自我是如何解体的。一个著名的案例是菲尼亚斯·盖奇，这位19世纪的铁路工人在一根铁棍刺穿他的大脑前部后，性格发生了戏剧性的变化。那些在他受伤之前就认识他的人说得简单明了："盖奇不再是盖奇了。"

这种方法暗示了，无论是对个人还是对大众来说都存在一组"正常"行为。纵观人类历史，不同社会在不同位置划出了

"正常"与"异常"的分界线。心理上表现出不同的人有时被认为是"有天赋的"或"神圣的",但更常被视为"反常的"或"着魔的",遭受着可怕的虐待和污名化。现代精神病学试图对心理障碍进行描述和分类,但各种行为在正常和紊乱的分界线之间变动,证明了边界是模糊和可变的。

所有这些行为上的差异,从那些被视为正常的到那些被视为异常的行为,都是由我们大脑的个体差异引起的。事实上,我们所从事的每一项活动,以及给予我们个体感的每一种感受和想法,都源自我们的大脑。你品尝桃子,做出艰难的决定,感到沮丧忧郁,或者在看画时体验到迸发的喜悦之情,这些行为或感受都完全依赖于大脑的生物学机制。你的大脑决定了你是谁。

你可能确信自己体验到了这个世界的本来面目——你看到、闻到和尝到的那只桃子和你知觉到的一模一样。你依靠你的感官给你提供准确的信息,这样你的知觉和行动就建立在客观现实的基础上。但这些只是部分为真。你的感官确实提供了你采取行动所需的信息,但它们没有向你的大脑呈现客观现实,而是给你的大脑提供构建现实所需的信息。

我们的每一种感觉都来自大脑的不同系统,每个系统都经过精细调整,以检测和理解外部世界的某一特定方面。来自每一种感官的信息都是由细胞收集的,旨在捕捉最微弱的声音和最轻微的触摸或运动,这些信息沿着一条特定通路传入大脑中专门负责某一特定感觉的区域。然后,大脑对感觉进行分析,相关的情绪和对过往经历的记忆也参与其中,以构建外部世界的内部表征。这种自行生成的现实——部分是无意识的,部分是有意识的——指导着我们的思想和行为。

通常情况下，我们对世界的内部表征与其他所有人的内部表征有着很大程度的重叠，因为我们邻居大脑的运作方式与我们大脑的运作方式是基于同样的进化原理；也就是说，每个人的大脑中都有相同的神经环路支撑着相同的心理过程。以语言为例：负责语言表达的神经环路位于大脑的一个区域，而负责语言理解的神经环路位于另一个区域。如果在发育过程中这些神经环路无法正常形成，或者遭到干扰，那我们加工语言的心理过程就会变得紊乱，我们开始以不同于其他人的方式体验世界，也会因此表现出不同的行为。

大脑功能的紊乱有时不仅可怕而且可悲，正如每个目睹过癫痫大发作或严重抑郁症发作时的痛苦的人都会告诉你的那样。极端心理疾病对个人及其家庭的影响可能是毁灭性的，这些疾病给全世界所造成的痛苦无法估量。不过，典型的大脑环路所出现的某些紊乱也可以带来好处，让一个人的个性得到确认。事实上，有相当数量的人遭受着别人看来是心理障碍的症状困扰，却选择不根除自己的这些症状。我们的自我感可以如此强大和重要，以至于我们甚至不愿放弃让我们遭受痛苦的那部分。对这些症状的治疗往往会损害自我感。药物会削弱我们的意志、警觉性和思维过程。

大脑障碍为我们认识典型的健康大脑提供了一扇窗。通过观察患者以及开展神经科学和遗传学研究，科学家和临床医生对大脑障碍的认识越多，就会越理解当所有大脑环路稳健运作时心智是如何工作的，而当其中一些环路出现故障时，他们就越有可能开发出有效的治疗方法。作为个体和社会群体成员，我们对异常心智的认识越多，就越有可能理解和同情那些思维方式与我们不同的人，越不可能污蔑或排斥他们。

神经病学与精神病学的先驱

直到大约1800年，只有在尸检中由肉眼可见的大脑损伤所引起的障碍才被认为是医学障碍；这些障碍被归为神经疾病。思维、感受和心境障碍，以及药物成瘾，看上去与可检测到的脑损伤无关，因此被当作一个人道德品质上的缺陷。对这些"心智薄弱"的人所进行的治疗，旨在通过将他们隔离在疯人院，束缚在墙上，或者置于缺乏供给甚至折磨身心的环境中来"锻炼他们"。那么，这种方法在医学上是徒劳的，在心理上则是破坏性的，也就不足为奇了。

1790年，法国医生菲利普·皮内尔正式创立了我们现在称之为精神病学的学科。皮内尔坚持认为，精神障碍不是道德败坏而是医学疾病，精神病学应该被视为医学的一个分支学科。在巴黎的大型精神病医院萨尔佩替耶，皮内尔将精神病人从枷锁中解脱出来，并引入了人性化的、以心理学为导向的治疗原则，这些原则是当今心理治疗的先声。

皮内尔认为，具有遗传易感性及暴露在过度社会或心理应激①下的人更容易出现精神障碍。这一观点与我们今天对心理疾病的看法非常接近。

虽然皮内尔提出人性化治疗病人的观念对精神病学领域造成了巨大的道德冲击，但是直到伟大的德国精神病学家埃米尔·克雷佩林于20世纪初创立现代科学意义上的精神病学，我们对精神障碍才有了进一步认识。克雷佩林的影响力怎么讲都不为过，他的故事贯穿了整个神经病学和精神病学的历史，因

---

① 应激（stress）即人对外部环境中的负性事件做出的生理和心理反应。在日常生活中，应激俗称压力（pressure）或紧张（tension）。

此也会贯穿于本书始终。

克雷佩林和弗洛伊德是同代人，但两人持有非常不同的观点。弗洛伊德认为心理疾病虽然病在大脑，却是由经历——通常是童年早期的创伤性经历——造成的；克雷佩林则认为所有的心理疾病都存在生物性根源，即遗传基础。因此，他推断，通过观察不同精神疾病的初始症状、临床进程和长期结果，我们可以像区分其他医学疾病那样区分精神疾病。这一信念引导克雷佩林建立了一种现代的心理疾病分类系统，这一系统至今仍在使用。

克雷佩林会从生物学角度看待心理疾病，是受到了皮埃尔·保罗·布罗卡和卡尔·韦尼克的启发。这两位医生的研究首次表明，我们可以通过研究大脑障碍来获取关于我们自身的非凡洞见。布罗卡和韦尼克发现，特定的神经障碍可以追溯到我们大脑的特定区域。他们的研究进展使得人们认识到，控制正常行为的心理功能也可以在大脑的特定区域乃至一组区域进行定位，这一观念为现代脑科学奠定了基础。

19世纪60年代早期，布罗卡注意到一个名叫勒博尔纳的梅毒病人存在一种特殊的语言缺陷。勒博尔纳完全能理解语言，却无法让人听懂他的话。他能不打折扣地按照指示行事，证明他可以领会别人告诉他的话，但是当他试图说话时，却只能发出让人难以理解的喃喃自语。这名男子的声带没有麻痹，他可以轻松地哼支小曲，但他不能用语言也不能通过写作来表达自己。

勒博尔纳死后，布罗卡检查了他的大脑，寻找折磨他的原因。布罗卡在他大脑左半球的前部发现了一个看似因疾病或伤害而受损的区域。布罗卡先后又遇到了另外8位存在同样语言表达困难的病人，发现他们都是大脑左侧的同一区域受到了损伤，这个区域后来被称作布罗卡区（图1.1）。这些发现让他得出结论：我们说话的能力位于大脑左半球，或者用他的话来说，"我们用左脑讲话"。[1]

1875年，韦尼克观察到了勒博尔纳所患缺陷的镜像版本。他的一位病人，话说得很流畅，却听不懂别人在说什么。当韦尼克告诉他"把A物体放在B物体上"时，这个人对自己要做什么一无所知。韦尼克追踪到这种语言理解缺陷源自大脑左半球后部的损伤，这个区域后来被称作韦尼克区（图1.1）。

韦尼克极富洞见地认识到，像语言这样复杂的心理功能并非定位于大脑的单个区域，而是涉及多个相互连接的脑区。这些环路形成了我们大脑的神经"线路"。韦尼克证明了，不仅语言的理解和表达是分开加工的，而且它们通过一条被称作弓状束的通路相互连接。我们在阅读中获得的信息从眼睛传输到视觉皮层，我们在聆听中获得的信息从耳朵传输到听觉皮层。这两个皮层区域的信息随后汇聚在韦尼克区，转化成用来理解语言的神经代码。然后信息才会传入布罗卡区，使得我们能够表达自己（图1.1）。

韦尼克预言，终有一日，有人会发现一种仅仅由于这两个脑区无法连接而造成的语言障碍。事实证明确实如此：连接这两个脑区的弓状束受损的人，可以理解和表达语言，但这两个功能却各行其是。这有点像总统新闻发布会：你问你的，我答我的，两者之间没有逻辑关联。

科学家现在认为，其他复杂的认知技能也需要几个截然不同但相互连接的脑区参与。

虽然后来的研究证明，语言的神经环路比布罗卡和韦尼克所认识到的还要复杂，但他们的初始发现构成了现代对语言进

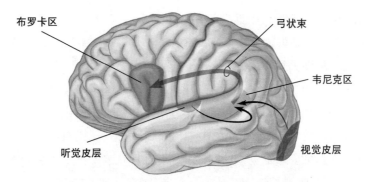

布罗卡区

弓状束

韦尼克区

听觉皮层

视觉皮层

图 1.1 语言理解（韦尼克区）和表达（布罗卡区）的解剖学通路。这两个区域通过弓状束连接。

行神经学研究的基础，进而形成了我们对神经障碍的观点。他们对定位的再三强调，带来了神经疾病在诊断和治疗方面的重大进展。此外，那些典型的由神经疾病造成的脑损伤是显而易见的，这使得它们比损伤不易察觉的大多数精神障碍要容易鉴定得多。

20世纪三四十年代，加拿大著名神经外科医生怀尔德·彭菲尔德显著推进了对大脑功能定位的探索。他给那些头部受伤后因脑中形成疤痕组织而诱发癫痫的病人做手术。在手术前，彭菲尔德试图诱发一种先兆，就是许多癫痫病人在癫痫发作前所体验到的感觉。如果成功做到这一点，他就能确切知道应该切除哪一小块脑区来减轻病人的癫痫发作，同时又不会损害病人的其他功能，比如语言功能或行动能力。

彭菲尔德的病人在手术期间是清醒的——大脑没有疼痛感受器[①]——因此病人可以告诉他，当他刺激他们大脑的不同区域

---

① 因为大脑没有疼痛感受器，所以手术时不需要麻醉大脑来止疼。

时，他们体验到了什么。在接下来的几年里，通过近400次手术，彭菲尔德绘制出了人脑中负责触觉、视觉、听觉及身体特定部位运动的区域。他绘制的感觉和运动功能图谱至今仍在使用。

真正令人惊奇的，是彭菲尔德的如下发现。当他刺激位于耳朵上方的大脑颞叶时，病人可能会突然说："我正回想起一些事儿，就像是记忆一样。我听到了声音、歌曲和一段交响乐。"或者："我听到了妈妈以前给我唱的摇篮曲。"彭菲尔德由此开始琢磨，有没有可能把像记忆这样复杂而神秘的心理过程也定位到物质性大脑的特定区域。最终，他和其他研究者发现情况的确如此。

神经元：大脑的构件

布罗卡和韦尼克的发现揭示了某些心理功能定位于大脑何处，但他们没能解释大脑是如何执行这些功能的。他们无法回答一些基本问题，比如，大脑的生物性构成是什么？它是如何运作的？

生物学家已经证实，身体是由分离的细胞组成的，但大脑似乎不同于此。当科学家通过显微镜观察脑组织时，他们看到了一团缠绕在一起的东西，看上去没有头也没有尾。出于这个原因，许多科学家认为神经系统是由相互连接的组织组成的一个单一且连续的网络。他们不确定是否存在分离的神经细胞。

然后，在1873年，一位名叫卡米洛·高尔基的意大利医生做出一项发现，这项发现将彻底改变科学家对大脑的认识。他把硝酸银或重铬酸钾注射进脑组织，观察到一小部分细胞被染

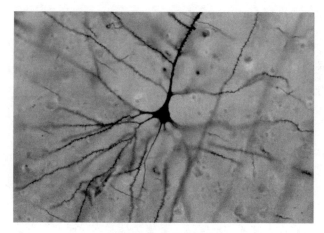

图 1.2　高尔基染色法

色（我们至今不清楚其原理[①]），变成了独特的黑色。在一块无法透视的神经组织中，单个神经元精细且优雅的结构被突显出来（图 1.2）。

　　第一位利用高尔基成果的科学家是一位年轻的西班牙人，名叫圣地亚哥·拉蒙－卡哈尔。19 世纪末，卡哈尔将高尔基染色法应用于新生动物的脑组织。这是一个明智之举：在发育早期，脑中的神经元较少，其形状也比较简单，因此它们比成熟大脑中的神经元更容易观察和检查。通过在未成熟大脑中应用高尔基染色法，卡哈尔可以鉴定出分离的细胞，并每次研究一个细胞。

　　卡哈尔看到的细胞类似于古树的丛生树冠，另一些细胞末端聚在一起如致密的草丛，还有一些细胞将弧形分枝伸入脑中

---

① 高尔基染色法会随机让一小部分神经元染色，造成这种随机选择的机制至今尚不清楚。

看不见的区域，这些细胞的形状与身体中其他细胞简单、确定的形状迥然不同。尽管这些细胞存在着惊人的多样性，卡哈尔还是确定了每个神经元都有相同的四个主要解剖成分（图1.3）：胞体、树突、轴突和突触前终端，终止于我们现在称作突触的地方。神经元的主要组成部分是胞体，它包含细胞核（细胞基因的存储库）和大部分细胞质。胞体上众多纤细的延伸物，看起来像一棵树的细枝条，就是树突。树突从其他神经细胞接收信息。胞体上唯一粗大的延伸物是轴突，它可以有数英尺[①]长。轴突将信息传递给其他细胞。轴突末端是突触前终端。这些特殊的结构与靶细胞的树突形成突触，并通过一个称作突触间隙

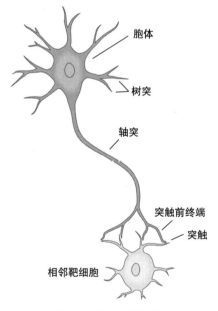

图1.3 神经元的结构

① 1英尺约为30厘米。

的小空隙向靶细胞传递信息。靶细胞可以是邻近的细胞、另一个脑区的细胞或身体外围的肌肉细胞。

最终，卡哈尔将四个原理统合到如今称作神经元学说的一套理论中（图1.4）。原理一，每个神经元都是一个分离的元素，充当大脑的基本构件和信号传导单元。原理二，神经元之间只通过突触发生相互作用。通过这种方式，神经元形成了错综复杂的网络，即神经环路，使它们能够将信息从一个细胞传递到

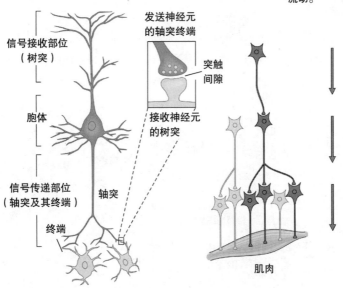

A. 神经元
卡哈尔将神经细胞称作"神经元"——神经系统的基本信号传导单元。

B. 突触
一个神经元的轴突与另一个神经元的树突只在特定的区域——突触——进行交流。

C. 连接特异性
一个给定的神经元只与特定的细胞进行交流，而不与其他神经细胞交流。

D. 动态极化
在一个神经元内部，信号的传导只有一个方向，这一原理允许我们决定信息如何在神经环路中流动。

信号接收部位（树突）

发送神经元的轴突终端

突触间隙

接收神经元的树突

胞体

信号传递部位（轴突及其终端）

轴突

终端

肌肉

图1.4 卡哈尔的神经元学说四原理

另一个细胞。原理三，神经元只与特定位点的特定靶神经元形成连接。这种连接特异性造就了令人震惊的精确环路系统，从而控制知觉、行动和思维等复杂任务。原理四由前三个原理衍生而来，即信息只向一个方向流动——从树突到胞体再到轴突，然后沿着轴突到达突触。我们现在把脑中的这种信息流动称作动态极化原理。

卡哈尔通过显微镜观察一堆被固定的神经元，进而想象神经系统是如何运作的，他的这种能力是凭科学直觉造就的非凡技艺。1906年，他和高尔基获得了诺贝尔生理学或医学奖——高尔基的贡献是他的染色法，卡哈尔的贡献是应用高尔基染色法确定了神经元的结构和功能。令人惊讶的是，从1900年至今，卡哈尔的洞见仍颠扑不破。

神经元的秘密语言

神经元要加工信息，从而指导行为，就需要与其他神经元和身体其他部分进行交流。这对大脑的正常运作是绝对必要的。但是神经元之间是如何交流的呢？多年以后，这个问题的答案才开始浮出水面。

神经系统电生理学研究的先驱、1932年诺贝尔生理学或医学奖获得者埃德加·阿德里安在1928年通过手术暴露出一只被麻醉的兔子颈部众多小神经或轴突束中的一束。然后，他移除了大部分轴突，只留下两三个，并放置了一个电极。阿德里安观察到兔子每次呼吸时都会有一阵电活动。他给电极连上一个扩音器，立即开始听到咔嗒声，这是一种类似于摩尔斯电码的快速击打声。咔嗒声是一种电信号，即动作电位，是神经交流的基本单位。阿德里安正在聆听神经元的语言。

阿德里安听到的动作电位是怎么产生的？包裹神经元及其轴突的细胞膜内侧相对于外侧带有少许负电荷。这些电荷是由细胞膜两侧离子（带电的原子）分布不均匀造成的。由于离子的不均匀分布，每个神经元就像一块微电池，储存着随时可以释放的电能。

当有什么东西——无论是光子、声波，还是其他神经元的活动——刺激神经元时，神经元表面称作离子通道的微型通道会全部打开，允许带电离子双向冲过细胞膜。这种自由的离子流动会反转细胞膜的电极性，将神经元内部的电荷由负转正，从而释放神经元的电能。

能量的快速释放导致神经元产生动作电位。这种电信号沿着神经元迅速传播，从它的胞体传到轴突的末梢。当科学家说大脑特定区域的神经元活跃时，他们的意思是这些神经元正在发放动作电位。我们所见所闻所触所思的一切都始于这些小小的电信号从一个神经元的终端跑到另一个神经元。

接下来，阿德里安记录了蟾蜍视神经中单个轴突发出的电信号。他放大了信号，这样它们就可以在早期版本的示波器上以二维图形的方式显示出来。通过这种方式，他发现任何给定神经元的动作电位都保持相当一致的大小、形状和持续时间。它们总是表现出同样的电压小尖峰。他还发现，神经元对刺激的反应是全或无模式：神经元要么产生完整的动作电位，要么根本不激发动作电位。一旦激发，动作电位就会一直从接收信号的细胞的树突传到胞体，并沿着轴突传到突触。这对长颈鹿来说是一项了不起的壮举，因为它的轴突始于脊髓，要延伸数米之长到达腿部末端的肌肉。

动作电位是全或无事件，这一事实引出了两个有趣的问题。第一，对感官刺激做出反应的神经元如何报告不同刺激的强度差异？它如何区分轻触与重击，或者暗光与亮光？第二，传递不同感觉信息——视觉、触觉、味觉、听觉或嗅觉——的神经元是否使用不同类型的信号？

阿德里安发现，神经元要传导一个刺激的强度值，不是通过改变动作电位的强度或持续时间，而是通过改变动作电位的发放频率来实现的。一个弱刺激使得细胞只发放几个动作电位，而一个强刺激则产生更频繁的发放。此外，他还可以通过监测动作电位发放的持续时间来测算刺激的持续时间（图1.5）。

阿德里安接着记录了眼睛、皮肤、舌头和耳朵神经元的动作电位，想看看它们是否不同。他发现这些信号都是相似的，无论它们来自哪里，传递的是何种感觉信息。用于区别视觉与触觉信息，以及味觉与听觉信息的，是携带信号的特定神经通路及其目的地。每种类型的感觉信息都沿着自己的神经通路传递到脑中的相应区域。

一个神经元中的动作电位是如何激发环路中下一个神经元的动作电位的？两位年轻的英国科学家亨利·戴尔和威廉·费尔德伯格观察到，当动作电位到达发送信息的细胞（即突触前细胞）的轴突末梢时，会发生惊奇的现象：细胞会向突触间隙释放一股化学物质。这些化学物质现在称作神经递质，它们穿过突触间隙，与靶细胞（即突触后细胞）树突上的受体结合。每个神经元通过与其靶细胞建立数以千计的突触连接来发送信息，又通过来自其他神经元数以千计的连接接收信息。然后，接收信息的神经元把它通过这些连接接收到的所有信号加总，如果它们足够强，神经元就会将它们转化为一个新的动作电位——

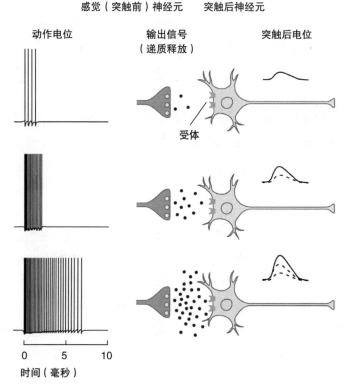

图 1.5 动作电位的频率和持续时间决定了神经元下游化学信号的强度。

一个新的全或无电信号——传递到该神经元连接的所有靶细胞。接下来继续重复这一过程。通过这种方式，神经元可以近乎即时地将信息传递给其他神经元和肌肉细胞，即使在很长的距离上也是如此。

单独来说，这种简单的计算方式可能看起来不是很令人印象深刻，但是当成百上千个神经元形成环路，将信号从大脑的一个区域传到另一个区域时，最终却产生了知觉、运动、思维和情绪。大脑的计算本质为我们提供了分析大脑障碍的路线图和逻辑。也即，通过分析神经环路中的故障，我们可以开始探索大脑的奥秘——弄清楚这些电路是如何产生知觉、记忆和意识的。作为上述观点的推论，大脑障碍给我们提供了一种方式，让我们看到大脑的运作过程是如何创造心智的，以及我们的其他大多数经验和行为是如何植根于这一计算奇迹的。

精神病学与神经病学的分野

尽管脑科学在19世纪取得了许多进展，这些进展构成了现代神经病学的基础，但精神病学家和成瘾研究者并没有把重点放在大脑的解剖学上。这是为什么呢？

在很长一段时间里，精神和成瘾障碍被认为与神经障碍存在根本差异。当病理学家在尸检中检查病人的大脑并发现明显的损伤时，就像他们在脑卒中、头部创伤或梅毒以及其他脑部感染的病例中所做的那样，他们将此障碍归类为生物性或神经障碍。当他们未能检测到清晰可见的解剖学损伤时，他们则将此障碍归类为功能性或精神障碍。

让病理学家感到震惊的事实是，大多数精神障碍——如精神分裂症、抑郁症、双相障碍和焦虑症——并不会在大脑中产生明显的细胞死亡或空洞。由于没有看到任何明显的损伤，他们认为这些障碍要么出在身体之外（是心灵而非身体出现了障碍），要么太不明显而无法检测到。

因为精神和成瘾障碍不会对大脑造成明显损伤，所以它们被看作本质上属于行为问题，那么个体是基本可以控制其行为的——这种道学而非医学的观点正是皮内尔强烈反对的。这一观点导致精神病学家得出结论，精神障碍的社会性和功能性决定因素与神经障碍的生物性决定因素在不同的"心智水平"上发挥作用。无独有偶，在那个时候，与大众普遍接受的异性恋的吸引力、感受和行为规范相背离的任何表现，同样遭到如此看待。

许多精神病学家认为大脑和心智是两个独立的实体，因此精神病学家和成瘾研究者没有想要寻找病人的情绪和行为困难与大脑神经环路功能障碍或异常之间的联系。于是，一百多年来，精神病学家很难理解对神经环路的研究能如何帮助他们解释人类行为和意识的复杂性。事实上，迟至1990年，他们才习惯于将精神疾病分为器质性疾病和功能性疾病，一些人至今仍在使用这套过时的术语系统。笛卡尔的心身二元论被证明是难以撼动的，因为它反映了人类体验自我的方式。

大脑障碍的现代疗法

20世纪末涌现的新心智生物学是基于下述假定：我们所有的心理过程，从指导我们击打高尔夫球的动作的无意识过程，到贯穿我们创作钢琴协奏曲的复杂创造性过程，再到允许我们彼此互动的社交过程，都是由大脑介导的。因此，今天的精神病学家认为我们的心智是由大脑执行的一系列功能，所有的心理障碍，无论是精神障碍还是成瘾障碍，都是大脑障碍。

这一现代观点源于三个科学进展。第一个进展是精神和成瘾障碍遗传学的发轫，由生于德国的精神病学家弗朗茨·卡尔曼开创。卡尔曼于1936年移民美国，任教于哥伦比亚大学。他证实了遗传在精神分裂症和双相障碍等精神障碍中所起的作用，由此表明它们在本质上确属生物性障碍。

第二个进展是脑成像技术的应用，它已经开始显示各种精神障碍涉及脑中截然不同的系统。例如，现在有可能检测出抑郁症患者脑中某些功能异常的区域。此外，脑成像技术使得研究人员能够观察药物对大脑的作用，甚至可以看到用药物或心理疗法治疗患者所导致的脑部变化。

第三个进展是疾病动物模型的开发。科学家通过操纵动物的基因，进而观察其效果来创建动物模型。动物模型在精神障碍的研究中被证明是非常有价值的，它提供了对基因、环境以及两者的交互作用能如何扰乱大脑发育、学习和行为的洞见。例如小鼠等动物模型，对于研究习得性恐惧或焦虑特别有用，因为这些状态在动物身上是自然发生的。此外，小鼠也可以用来研究抑郁症或精神分裂症，方法是将那些已经被证明对人类抑郁症或精神分裂症有影响的基因改造之后插入它们的大脑。

接下来，我们首先来看精神障碍的遗传学，然后是脑成像技术，最后是动物模型。

遗传学

尽管存在种种奇妙之处，但大脑只是身体的一个器官——就像所有的生物结构一样，它是由基因构建和调控的。基因是各不相同的DNA（脱氧核糖核酸）片段，具有两个显著的特性：它们为细胞提供如何重新启动有机体的指令；它们代代相传，从而将这些指令传递给有机体的后代。我们的每一个基因都将自身的拷贝，提供给我们身体中的几乎每一个细胞以及我们的后代。

我们每个人都有大约2.1万个基因，其中大约一半在脑中进行表达。当我们说一个基因被"表达"时，我们的意思是它被激活了，正忙于指导蛋白质的合成。每个基因编码（也就是发出合成指令）一种特定的蛋白质。蛋白质决定我们身体中每个细胞的结构、功能和其他生物学特性。

基因通常可以稳定地进行复制，但当一个基因的复制不稳定时，就会产生突变。基因的这种改变有时会产生对有机体有利的结果，但也可能导致特定基因编码的蛋白质产量过剩、丢失或功能失常，从而损害细胞结构和功能，并可能引发各种障碍。

我们每个人都有每个基因的两份拷贝，一份来自我们的母亲，一份来自我们的父亲。这对基因沿着23对染色体精确排列。因此，科学家可以通过每个基因在特定染色体上的位置（即基因座）来鉴定它们。

每个基因的母本和父本称作等位基因。一个特定基因的两个等位基因通常略有不同：每个等位基因都由特定的核苷酸（组成DNA密码的四种分子）序列构成。因此，你从母亲那里继承的基因中的核苷酸序列与你从父亲那里继承的并不完全相同。此外，你继承的核苷酸序列也不是你父母核苷酸序列的精确拷贝，当基因从你父母传到你时会发生偶然的变异。这些变异会导致你与父母在外表和行为上的不同。

尽管有很多变异让我们感到自己的个性，但是任意两个人的遗传组分（即基因组）都有超过99%的部分是相同的。人与人之间的差异是由他们从各自父母那里继承的一个或多个基因中的这些偶然变异造成的（不过也有极少数例外，我们将在第2章谈到）。

如果我们身体中的几乎每个细胞都包含形成所有其他细胞的指令，那么为何一个细胞成为肾脏细胞，而另一个细胞成为心脏的一部分？又或者，在大脑中，为何一个细胞成为参与记忆的海马体神经元，而另一个细胞成为参与运动控制的脊髓运动神经元？在以上每种情况中，祖细胞中的一组互不相同的基因被激活，启动了赋予该细胞特定身份的机制。哪一组特定的基因被激活，则取决于细胞内分子的交互作用，以及该细胞与邻近细胞和有机体外部环境的交互作用。我们的基因数量有限，但不同基因在不同时间的开启和关闭，带来了几乎无限的复杂性。

为了全面认识某一种大脑障碍，科学家试图找出潜在的基因，然后研究这些基因的变异是如何与环境发生交互作用进而导致这种障碍的。对哪里出了问题有了基本了解，我们就可以开始找出干预的方法来预防或改善这种障碍。

家族遗传学研究始于20世纪40年代卡尔曼的工作，显示出各种遗传影响在精神障碍中是多么普遍（表1）。我们之所以提到"各种"遗传影响，是因为精神障碍的遗传很复杂：不存在单个基因会导致精神分裂症或双相障碍。卡尔曼发现，与没有精神分裂症的人相比，患有精神分裂症的人更可能有父母一方或某个兄弟姐妹也患有这种疾病。更令人信服的证据是，他发现，如果双胞胎中的一位患有精神分裂症或双相障碍，则另一位同样患病的可能性，在同卵双胞胎的情况下要大于异卵双

表 1 孤独症和其他精神障碍在与病患有关的群体及普通人群中的发病率

障碍名称	同卵双胞胎	其他兄弟姐妹	普通人群
孤独症	90%	20%	1%~3%
双相障碍	70%	5%~10%	1%
抑郁症	40%	<8%	6%~8%
精神分裂症	50%	10%	1%

胞胎。因为同卵双胞胎共享完全相同的基因，而异卵双胞胎只有一半的基因相同，前述发现显然表明，是同卵双胞胎的基因，而不是他们共享的环境，导致了这些精神障碍的更高发病率。

　　对双胞胎的研究表明，孤独症也有强大的遗传成分：当同卵双胞胎中的一位患有孤独症时，另一位会有90%的概率患上这种障碍。如果是同一家庭中的其他兄弟姐妹，包括异卵双胞胎的另一位，患孤独症的可能性就要小得多；而普通人群中一个人患孤独症的概率则微乎其微（表1）。

　　通过观察家族病史，我们已经对基因在医学障碍中扮演的角色有了很多了解。根据这些病史，可以将遗传性疾病分为两组：简单组和复杂组（图1.6a和图1.6b）。

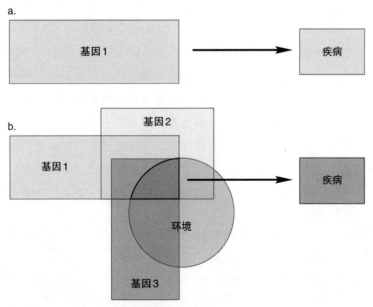

图1.6 简单的遗传病可能涉及单个基因的突变（a），而复杂的遗传病可能涉及若干基因和环境因素（b）。

简单的遗传病，如亨廷顿病，是由单个基因的突变引起的。携带这种突变基因的人会患上这种疾病，如果同卵双胞胎中有一位患有这种疾病，另一位也会患病。相较之下，像双相障碍或抑郁症这些复杂遗传病的易感性，取决于若干基因之间的交互作用以及基因与环境的交互作用。我们说双相障碍复杂，是因为我们知道，如果同卵双胞胎中的一位患上这种障碍，另一位可能不会。这意味着环境因素必然扮演了关键角色。当同时涉及基因和环境时，通常更容易先找到候选基因，通过开展大规模研究来确定哪些基因与抑郁相关，哪些与躁狂相关，然后再试图梳理出来自环境的影响。

脑成像技术

直到20世纪70年代，临床医生检查活体大脑的工具还很有限：X光，能揭示头骨的骨质结构，而这与大脑本身毫无关系；血管造影术，能揭示大脑中的血液供应；以及气脑造影术，能揭示脑室（充满脑脊液的腔室）。除了尸检，脑科学家就使用这些原始的放射学方法对抑郁症和精神分裂症患者进行了多年的检查，但没有检测到任何脑部损伤。不过，就在20世纪70年代，两类将极大地改变我们对大脑认识的成像技术开始出现：结构性成像技术和功能性成像技术。

结构性成像技术能查看脑的解剖结构。计算机断层成像（CT）将一系列从不同角度拍摄的X光影像组合成一张横断面图像。这些扫描被用来对比大脑不同部分的密度，比如组成白质的轴突束，以及组成大脑皮层（即灰质）的神经元胞体和树突。

磁共振成像（MRI）使用了一种非常不同的技术：它对比

的是不同组织对外加磁场的反应。由此产生的图像提供了比计算机断层成像更详细的信息。例如，MRI显示，精神分裂症患者的侧脑室增大、大脑皮层变薄、海马体变小。

功能性成像技术更进一步，引入了时间维度。功能性成像使得科学家能够观察正在执行认知任务——例如观看艺术品、聆听、思考或记忆——的人的大脑活动。功能性磁共振成像（fMRI）的工作原理是检测红细胞中氧气浓度的变化。当大脑的某个区域变得更活跃时，它会消耗更多的氧气；为了满足对更多氧气的需求，流向该区域的血量会增加。由此，科学家可以使用fMRI来创建图谱，显示大脑的哪些部分在各种心理任务中处于活跃状态。

功能性成像技术是从西摩·凯蒂和他的同事们率先开启的研究发展而来的，他们在1945年开发了第一种有效的方法来测量活体大脑中的血流量。在一系列经典研究中，他们测量了醒着的人和睡着的人的大脑中的血流量，从而为使用功能性成像进行后续研究奠定了基础。脑成像技术的先驱马库斯·赖希勒指出，凯蒂的研究对我们理解人脑循环和新陈代谢的影响怎么估量都不为过。

接下来，凯蒂继续研究正常和紊乱的大脑功能。他发现，在跨度极大的各种条件下——从深度睡眠到完全清醒，从做心算到因精神分裂症而造成的精神错乱——大脑中的整体血流量没有改变。这让他怀疑，测量整个大脑的血流量并不能捕捉到在大脑特定区域可能发生的重要变化。因此，他决定寻找测量区域性血流量的方法。

1955年，凯蒂与路易斯·索科洛夫、刘易斯·罗兰、沃尔特·弗赖冈和威廉·兰道一起设计了一种方法，使猫脑28个不同区域的局部血流可视化。[2]研究小组取得了重大发现，即视觉刺激只会增加包括视觉皮层（大脑皮层中专门加工视觉信息的区域）在内的视觉系统组成部分的血流量。这是第一次有证据表明，血流量变化与大脑活动直接相关，而且很可能与大脑新陈代谢直接相关。1977年，索科洛夫开发了一种测量区域新陈代谢活动的技术，并使用该技术绘制出特定功能在大脑中的位置，从而为研究人员提供了一种独立的方法来定位脑功能。[3]

索科洛夫的发现为正电子发射体层成像（PET）和单光子发射计算机体层成像（SPECT）奠定了基础，这两种成像方法使得正在思考的人的脑功能可视化成为可能。PET促进了科学家对大脑过程中发生的化学反应的理解，使他们能够标记不同类别神经细胞所使用的特定神经递质，以及与这些递质相结合的靶细胞上的受体。

结构性和功能性成像技术为科学家提供了一种观察大脑的新方式。他们现在可以看到大脑的哪些区域——有时甚至是这些区域内的哪些神经环路——没有正常运作。

这些信息是必不可少的，因为现代观点认为精神障碍也是神经环路障碍。

动物模型

一种障碍的动物模型可以通过两种方式进行改造。正如我们已经看到的，一种方式是鉴定出与被认为是导致障碍的人类基因等同的动物基因，对其进行改造，然后观察改造过的基因对动物的影响。另一种方式是将人类基因插入动物的基因组中，看看它在动物身上是否产生了与在人身上相同的效果。

　　蠕虫、蝇和小鼠等动物模型对我们理解大脑障碍至关重要。这些模型让我们深入了解了应激——导致几种精神障碍的主要因素——背后的恐惧神经环路。孤独症的动物模型使得科学家能够观察到那些引发孤独症的人类基因的表达如何改变了动物在不同情境中的社会行为。

　　小鼠是用于大脑障碍造模的绝佳动物物种。小鼠模型带给科学家重要的洞见，让他们了解了基因罕见的结构突变是如何导致孤独症和精神分裂症患者大脑活动异常的。此外，转基因小鼠被证明对于研究精神分裂症的认知缺陷极具价值。它们甚至可以用于环境风险因素的造模：科学家可以将子宫中的小鼠暴露在母体应激或母体免疫系统激活（母亲受到感染时可能发生的情况）等风险中，以确定这些因素如何影响大脑的发育和功能。动物模型使得揭示基因、大脑、环境和行为之间联系的对照实验成为可能。

缩小精神障碍和神经障碍之间的区别

　　了解神经障碍的生物性基础，极大地丰富了我们对正常大脑功能——大脑如何形成心智——的理解。我们从布罗卡失语症和韦尼克失语症中理解语言，从阿尔茨海默病中理解记忆，从额颞痴呆中理解创造力，从帕金森病中理解运动，从脊髓损伤中理解思维和行动之间的联系。

　　种种研究开始表明，一些症状不同的疾病是以相同的方式发生的，即它们共享一种分子机制。例如，主要影响记忆的阿尔茨海默病，主要影响运动的帕金森病，以及影响运动、心境和认知的亨廷顿病，都被认为与蛋白质折叠的缺陷有关，我们将在后面的章节中讨论。这三种障碍会产生截然不同的症状，因为异常折叠会影响不同的蛋白质和脑区。毫无疑问，我们也将在其他疾病中发现共同的机制。

每一种精神疾病大概都是在大脑神经环路系统的某些部分（包含一些神经元及其所属的神经环路）过度活跃、不活跃或不能有效交流时发生的。我们不知道这些功能障碍是源于我们观察大脑时看不到的微观损伤，还是源于突触连接的关键变化，或者源于大脑发育过程中的线路搭错。但我们知道的是，所有的精神障碍都是由神经元和突触功能的特定变化导致的；我们还知道，心理治疗能够奏效，是因为它作用于脑功能，在脑中造成了物质性变化。

于是，现在我们知道，精神疾病就像神经障碍一样，是由大脑异常引起的。

精神障碍和神经障碍有什么不同？目前，最明显的区别是患者所体验到的症状不同。神经障碍往往会造成行为的异常，或者行为的组成部分（比如头部或手臂的运动）异常，再或者运动控制的丧失。相较之下，常见的精神障碍的特征往往是对日常行为的夸大。我们偶尔都会感到沮丧，但这种感受在抑郁时会被戏剧性地放大。当事情进展顺利时，我们都会体验到欣快感，但在双相障碍的躁狂阶段，这种感受会变得过度。正常的恐惧和享乐可能会螺旋式上升为严重的焦虑状态和成瘾。就连精神分裂症的某些幻觉和妄想也与我们梦中发生的事情存在一些相似性。

神经障碍和精神障碍都可能涉及功能减退。例如，患帕金森病会丧失对运动的控制，患阿尔茨海默病会丧失记忆，患孤独症会丧失加工社交线索的能力，患精神分裂症则会导致认知技能下降。

第二个明显的区别在于，我们看到大脑实际物理性损伤的难易程度不同。正如我们所了解的，由神经障碍引起的损伤在尸检或结构性成像中通常是清晰可见的。精神障碍造成的损伤通常不那么明显，但随着成像技术分辨率的提高，我们开始检测到这些障碍造成的变化。例如，像之前提到的，我们现在可以鉴定出精神分裂症患者大脑的三个结构性变化：脑室增大、皮层变薄、海马体变小。多亏了功能性脑成像技术的进步，我们现在可以观察到抑郁症和其他精神障碍所特有的大脑活动的某些变化。最终，随着检测神经细胞更细微损伤的技术的发明，我们应该能够在所有精神障碍患者的大脑中发现这些特定损伤。

第三个明显的区别是位置不同。由于神经病学传统上强调解剖学，我们对神经障碍的神经环路比对精神障碍的神经环路的了解要多得多。此外，精神障碍的潜在神经环路比神经障碍的更复杂。科学家直到最近才开始探索涉及思维、计划和动机的脑区，这些心理过程在精神分裂症和像抑郁症这样的心境和情绪状态中出现紊乱。

至少，跟由明显的物理性损伤引起的障碍相比，有些精神障碍似乎不涉及大脑的永久性结构变化，因此更有可能是可逆的。例如，科学家发现，在成功治疗抑郁症的过程中，之前活动增强的大脑特定区域，现在活动减弱。也就是说，新的疗法最终甚至可能逆转神经障碍造成的物理性损伤，就像现在对一些多发性硬化患者所做的治疗那样。

随着对大脑和心智的研究进一步深入，似乎越来越有可能发现，神经疾病和精神疾病实际上并没有很大区别，而随着我们对它们了解得更深入，两者会出现越来越多的相似之处。这种趋同将有助于形成新的科学人文主义，并提供一个机会，让我们看到个人经历和行为是如何深入塑造我们大脑的基因和环境的交互作用中去的。

2 孤独症谱系障碍

—— 社会脑发育异常

我们天生就是极具社会性的生物。我们在进化过程中成功地适应了自然界，这在很大程度上得益于我们组建社交网络的能力。与任何其他物种相比，我们更依赖于彼此，来相互陪伴、共同生存。因此，我们无法在孤立状态下正常发展。孩子们生来就准备好了理解他们成年后会遭遇的世界，但他们只能从其他人那里习得他们未来所需的关键技能，比如语言。生命早期的感觉或社交剥夺会对脑结构造成损伤。同样地，我们需要社会互动来让大脑在晚年保持健康。

孤独症是一种社会脑（专门用于与他人互动的脑区和心理过程）发育不正常的复杂障碍，通过研究孤独症，我们对社会脑的性质和重要性有了很多了解。孤独症显现在生命早期的发展关键期，也就是三岁之前。因为孤独症儿童不能自发地发展社交和沟通技能，所以他们会退缩到自己的内心世界，不与其他人进行社会互动。

孤独症是一组涵盖范围从轻度到重度的谱系障碍，这些障碍的共同特点是患者难以与他人沟通。孤独症患者参与言语和非言语社会互动及交流的能力受损，此外，他们的兴趣也受到限制。这种与他人互动的壁垒深刻影响着他们的社会行为。

　　本章我们会探讨孤独症教会了我们对社会脑的哪些认识，其中包括我们解读他人心理和情绪状态的能力。本章还描述了认知心理学对我们理解孤独症的贡献，以及孤独症研究带给我们对社会脑的神经环路的洞见。科学家尚未发现孤独症的病因，但基因似乎起着主导作用。遗传学领域引人瞩目的新进展表明，特定基因的突变会扰乱发育过程中的关键生物学过程，从而导致孤独症谱系障碍。本章最后将谈到我们从动物的社会行为中学到了什么。

孤独症与社会脑

　　基于对黑猩猩的研究，宾夕法尼亚大学的戴维·普雷马克和盖伊·伍德拉夫在1978年提出，我们每个人都有一种心理理论，即我们能够推断自己和他人的种种心理状态。[1]我们每个人都有这种能力，认识到别人有他们自己的心智，他们有自己的信念、抱负、欲望和意图。这种先天就有的认识能力不同于共享的情绪——当你微笑时，婴儿会微笑，当你皱眉时，他也会皱眉。但意识到你注视着的人可能正在想一些与你所想的不同的事情，这项意义深远的技能只有在正常发育到大约三四岁时才会显现。

　　我们推断他人心理状态的能力使得我们能够预测他人的行为，这是社会学习和互动的关键技能。例如，当你和我交谈时，我能感觉到你要说什么，你也能感觉到我要说什么。如果你是在和我开玩笑，那么我就不会从字面上理解你说的话，比起我感觉到你说话是认真的，我会预测你将做出不一样的行为。

1985年，伦敦大学学院的尤塔·弗里思、西蒙·巴伦-科恩和艾伦·莱斯利将心理理论的概念应用于孤独症患者。[2]弗里思（图2.1）描述了这一过程：

> 心智是如何工作的？说心智是由大脑创造的是什么意思？自我学生时代学习实验心理学以来，我就对这类问题非常感兴趣。病理学显然是找到可能答案的途径，于是我在伦敦精神病学研究所受训成为一名临床心理学家。在这里我第一次遇到了孤独症儿童。他们极其令人着迷。我想搞清楚是什么让他们在与别人相处时表现得如此怪异，又是什么让他们完全不被我们觉得理所当然的日常交流触动。现在我仍然想找出答案！因为即使是毕生的研究也不

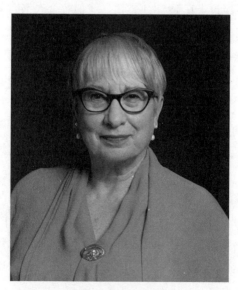

图2.1 尤塔·弗里思

足以揭开孤独症这个谜团的真面目。……

我想知道为什么孤独症患者，即使具备很好的语言能力，也很难参与到对话中来。"心理理论"的概念正在那时通过汇集动物行为学、哲学和发展心理学的研究而发展起来。我与我当时的同事艾伦·莱斯利和西蒙·巴伦－科恩对孤独症极其感兴趣，我们觉得心理理论可能是孤独症患者社交障碍的关键。事实也证明了这一点。

我们在20世纪80年代开始了系统的行为学实验，结果显示孤独症患者确实没有表现出自发的"心理化"。也就是说，他们不会通过自动推断别人的心理动机或心理状态来解释别人的行为。当神经影像学方法可用之后，我们马上就扫描了成年孤独症患者，揭示了其脑中的心理化系统。这项工作仍在进行中。[3]

对孤独症的研究教会了我们很多关于社会行为的知识，还有社会互动和共情的生物学知识。例如，有些社会互动是通过生物性运动发生的：朝另一个人走去、伸手打招呼。2008年，目前在耶鲁大学、当时在卡内基梅隆大学任职的凯文·佩尔弗里发现，孤独症儿童很难分辨生物性运动。[4]在对孤独症儿童和非孤独症（神经典型[①]）儿童进行的一项实验中，他监测了儿童在观看生物性或非生物性运动时的两个脑区。其中一个是称作MT或V5的一小块视觉区，它对任何运动都很敏感；另一个是颞上沟，在神经典型的成人中，它对生物性运动的反应更强烈。佩尔弗里给儿童展示的生物性运动是一个人或一个类似人类的

①神经典型（neurotypical）一词是孤独症患者自造的对没有患孤独症的普通人的称呼。

机器人在行走，非生物性运动则是一幅杂乱无章的机械图或一个老爷钟。在两组儿童中，对运动敏感的MT/V5区对这两种运动的反应大致相同。但在典型发育儿童中，颞上沟对生物性运动的反应更强烈。在孤独症儿童中，颞上沟对这两种运动的反应没有任何区别（图2.2）。

辨别出生物性运动并将其与所在情境相结合的能力——比如能将我们观察到的一个人正在取一杯水与我们猜测那个人渴了结合起来——使得我们能够识别意图，这对心理理论至关重要。因此，孤独症患者在社会互动方面有困难的原因之一是，

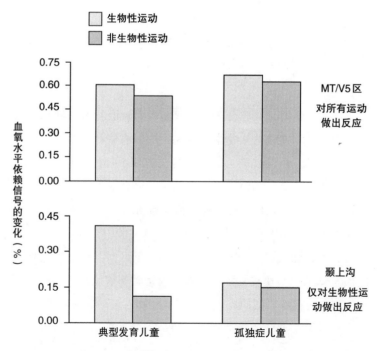

图2.2　典型发育儿童和孤独症儿童的两个脑区对生物性和非生物性运动的反应。MT/V5 是枕叶的一个区域。

孤独症患者 神经典型者

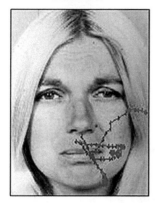 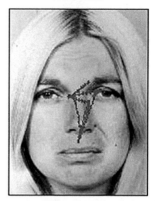

图 2.3 孤独症患者与神经典型者的眼动模式比较

他们解读具有社会意义的生物性运动（比如伸出手去握手）的能力受限。

孤独症患者对解读他人的面孔也存在类似困难。当孤独症患者看着另一个人时，他们会避开对方的眼睛，而倾向于看嘴巴（图 2.3）。神经典型者则相反：他们主要看眼睛。为什么？因为一个人的凝视——他正在看什么——给了我们有关这个人的欲望、意图或信念的重要线索。"欲望"、"意图"和"信念"这些词描述的是心理状态。心理状态实际上并不能被直接观察到，但我们大多数人所表现出的行为就如同我们可以直接观察到别人的心理状态，就好像我们可以读心一样。

请留意乔治·德·拉·图尔的非凡画作《拿方块 A 的老千》（图 2.4）。当你观赏它的时候，你看到了什么？你可能会被坐着的那位女士的奇怪目光吸引。她显然在和站在她右手边的那个女子交流。站着的女子看到了画作左边的玩家手中的牌。这个玩家是个老千：你可以看到他正在把一张方块 A 藏到背后。画作

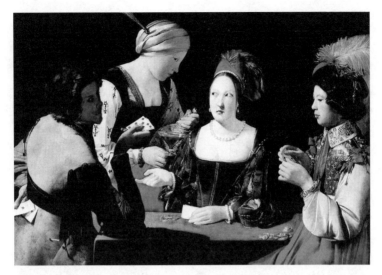

图2.4 乔治·德·拉·图尔，《拿方块A的老千》，约1635年，巴黎卢浮宫

右边的玩家是一个富有的年轻人，他面前的一堆金币会被骗走。

我们怎么能如此自信地解读这个画于近四个世纪前的场景呢？画家何以能指望我们把他给出的所有线索——目光、指向性的手指、被藏匿的牌——组合在一起，并得出正确的解读呢？我们的神奇技能来自我们形成心理理论的能力。我们无时无刻不用它来解释和预测别人的行为。

孤独症患者的一个主要障碍是无法将凝视与意图建立联系。虽然想了解孤独症的生物学机制——被改变的基因、突触和神经环路——还有很长的路要走，但我们确实对孤独症的认知心理特点已经有相当多的了解，进而对我们大脑中负责心理理论的认知系统也有相当多的了解。

社会脑的神经环路

1990年，加州大学洛杉矶分校医学院的莱斯莉·布拉泽斯基于上述孤独症研究中衍生的对心理理论的洞见，提出了社会互动理论。[5]她认为，社会互动需要一个相互连接的脑区网络，是这些脑区在加工社会信息，并共同产生了心理理论；她创造了社会脑这一术语来描述这个网络。这些脑区包括颞下皮层（参与面孔识别）、杏仁核（主管情绪）、颞上沟（参与生物性运动）、镜像神经元系统（参与共情）和颞顶交界处参与心理理论的区域（图2.5和图2.6）。

脑科学现在才刚刚开始破译由认知心理学所划定的社会脑的各个区域是如何连接，又是如何交互作用进而影响行为的。美国国立精神卫生研究所的斯蒂芬·戈特斯和他的同事利用功能性脑成像技术证实，孤独症谱系障碍患者的社会脑的神经环路确实受到了干扰。具体地说，连接异常发生在社会脑的三

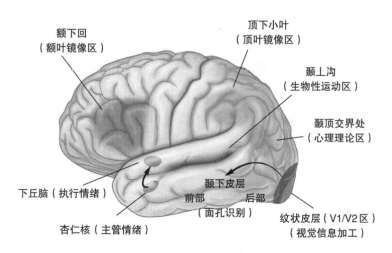

图2.5 组成我们社会脑的网络

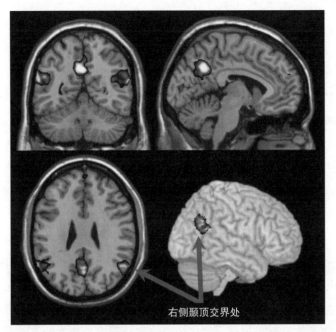

右侧颞顶交界处

图 2.6 心理理论：在我们推测他人的想法、信念或欲望时，颞顶交界处的神经结构被激活。

个区域：参与社会行为的情绪方面的区域，参与语言和交流的区域，以及参与视知觉和运动之间相互作用的区域。正常情况下，这三个区域的活动模式是相互协调的，但在孤独症患者身上却不是这样。它们彼此之间不同步，与社会脑的其他区域也不同步。[6]

特别令人感兴趣的是关于孤独症儿童大脑生长发育时间节点的解剖学发现。在两岁之前，孤独症儿童的头围往往大于典型发育儿童的头围。此外，孤独症儿童的某些脑区在出生后的头几年可能会过早发育，特别是涉及注意力和决策的额叶与涉及情绪的杏仁核。[7]

这一点很重要，因为当一个或多个脑区无序发育时，它们可能会严重扰乱它们所连接的其他脑区的生长模式。

孤独症的发现

孤独症是在20世纪40年代初被两位相互没有联系的科学家——在美国工作的莱奥·坎纳和在奥地利工作的汉斯·阿斯伯格——确认为一种单独的障碍的。在那之前，患有这种障碍的儿童被诊断为弱智①或有行为障碍。

值得注意的是，坎纳和阿斯伯格不仅对他们正在研究的对象做出了相似的描述，他们甚至给这种障碍起了相同的名字——孤独症。这个词是由创造了"精神分裂症"这个术语的伟大的瑞士精神病学家欧根·布洛伊勒在临床文献中首先使用的。布洛伊勒用"孤独性"来指代精神分裂症所具有的一组特定症状：社交笨拙、冷漠和本质上孤独的生活。

坎纳出生于奥地利，求学于柏林。他于1924年移民美国，在南达科他州扬克顿的州立精神病院任职。他又从那里去了约翰·霍普金斯大学，并于1930年创办了儿童精神病诊所。1943年，他写了一篇经典论文《情感接触的孤独性障碍》，文中描述了11个孩子。[8]其中一个孩子叫唐纳德，在独处时感到最快乐。坎纳用男孩父亲写的一段描述作为他自己对唐纳德展开观察的

---

① 原文是"mentally retarded"（对应名词是"mental retardation"），因为这个说法在英语里被视为具有冒犯性，故根据历史语境将其译作"弱智"，标准译名应为"精神发育迟缓"。目前英语里主张用"intellectual disability"（智力失能）这个术语代替，不幸的是，其标准译名"智力障碍"也在日常生活中演变成了冒犯用语"智障"。

开头："'他看上去几乎缩进了他的壳里，生活在自己的世界里……对关于他的一切都视而不见。'在两岁时，他'对旋转积木、平底锅和其他圆形物体产生了狂热'。……他……养成了左右摇头的习惯。"基于对唐纳德和其他10个孩子的分析，坎纳生动地描绘了典型孤独症患者在儿童时期表现出的三个重要特征：第一，深深的孤独感，强烈的独处倾向；第二，渴望事物保持原样，不要变化；第三，创造力的孤岛。

阿斯伯格出生在维也纳郊区。他在维也纳大学获得医学学位，并在该大学的儿科诊所工作。阿斯伯格意识到，并非所有孤独症患者都表现出相同的症状。孤独症范围很广，涵盖从智力活动低于平均水平且语言表达很成问题的人，到非常聪明且语言表达没有问题的人。此外，他还发现孤独症会持续存在，在成人身上表现得跟在儿童身上一样明显。

阿斯伯格观察到的儿童属于孤独症谱系中的轻度患者。其中一些人的智力水平非常高，例如，诺贝尔文学奖得主埃尔弗里德·耶利内克就是阿斯伯格的一位病人。直到最近，高功能孤独症儿童和成人还都被诊断为阿斯伯格综合征。今天，阿斯伯格综合征通常被认为是孤独症谱系的一部分。

与孤独症相伴

做孤独症儿童的家长是很难的。艾莉森·辛格是孤独症科学基金会主席，她有一个患有孤独症的女儿，她称这是"日复一日的挑战和挣扎。……在财务上让人捉襟见肘，在情绪上让人筋疲力尽。要全天候照顾一个不能真正交流的人，连我也不能真正与她交流。我大部分时间都不得不猜测她想说什么"。

正如辛格所解释的：

> 与孤独症儿童生活在一起，其实就是每天在爱孩子的真实面貌和不断向孩子索求更多之间努力找到平衡。我所说的"更多"是指她可以说更多的语言，有更多的社会互动，去社区中更多的餐馆或其他地方而不会崩溃。
>
> 我女儿表现出了许多典型的孤独症早期预警信号。当她还是个婴儿的时候，她从不牙牙学语。她从不做出社交手势。她从不挥手告别。她从不点头或摇头。她的脾气超乎寻常。当我带她去游戏场地或玩团体游戏时，她真的很难有眼神交流。她从未对其他孩子表现出任何兴趣。她确实会说出一些词，但这些词都是她从书本或视频中听到的，她也没有以一种有意义的方式来用它们交流。她只是一遍又一遍地重复它们。她玩玩具的方式非常特别。她会把它们按颜色分类，按大小排列；她从来没有真正按照玩具制造商设想的方式来玩。不要误认为你的孩子是以某种"创造性的方式"使用玩具。真的，玩具就应该按照制造商所设想的方式来玩。
>
> 随着年龄的增长（她现在19岁半），这些症状中的一些已经变得愈加根深蒂固，但在其他方面她已经有所改善。孤独症是一种发育障碍，随着年龄的增长，大多数孩子都会有所改善。有些是强化治疗的结果，有些只是源自成熟。[9]

20世纪60年代，出生于维也纳、专门研究儿童情绪障碍的心理学家布鲁诺·贝特尔海姆，让一个不恰当的术语"冰箱妈妈"广为流传，他用它来解释孤独症的起源。贝特尔海姆声称，孤独症没有生物性基础，而是母亲拒绝爱她不想要的孩子的结果。贝特尔海姆关于孤独症的理论给许多家长造成了巨大的痛苦，他的理论在学术上是完全不可信的。

辛格很感激科学研究揭示了孤独症的生物性基础：

> 至少现在我们不必再纠结于这些观点：孤独症是糟糕的家教导致的，孤独症儿童的家长太冷漠，无法与他们的孩子建立合适的纽带，从而造成了孩子退回到自己的世界。你根本无法理解孤独症儿童的家长多么爱他们的孩子。我们尽一切努力帮助孩子获得技能，参与到社区活动中。
>
> 当我哥哥在20世纪60年代被诊断出患有孤独症时，我母亲被告知，她是一个"冰箱妈妈"，她太冷漠，因而无法与我哥哥建立纽带，他患孤独症都是她的错。医生说她应该对下一个孩子更加用心。谢天谢地，那些日子已经过去了。现在我们知道孤独症是一种遗传疾病，我们每天都在加深对导致孤独症的基因的认识。重要的研究正在进行中，以了解造成孤独症的原因，并为孤独症患者开发更好的疗法。[10]

一旦孤独症具有生物性基础这一观念变得明晰，科学家就可以开始完善我们对这种疾病的认识。例如，他们发现，非重度孤独症患者的社会互动是由实际行为而非隐藏在行为背后的意图引导的。这使得那些孤独症患者很难发现他人别有用心的动机和操纵，有点像图2.4那幅画中那位天真的年轻玩家。重度孤独症患者本质上是直率和诚实的：他们感受不到需要顺从他人想法和信念的压力。在社交场合，高功能孤独症患者确实感受到了顺从的压力，但他们对怎么顺从缺乏先天的意识。这种内在社交指南的缺乏导致处于孤独症谱系轻度一端的儿童经常经历抑郁和焦虑。

得知他人的信念、欲望和意图等心理状态并不能消除社交方面的问题，它只是缓解了这些问题。因为即使是孤独症谱系中最有能力、适应力最强的人也很难破译和理解他人的心理状态。他们需要时间来做到这一点。像电子邮件这样的书面交流，要比面对面交流更容易。然而，如果你低估孤独症谱系中大多数患者在试图适应神经典型人群的世界时所感受到的应激和焦虑，那可就错了。

患有孤独症的埃琳·麦金尼描述了她是如何感受到孤独症带来的压力的：

> 孤独症让我的生活变得喧闹——这是我能找到的最好的形容词。一切都被放大了。我所指的不仅仅是对于我的听觉而言，尽管它是其中一部分。我感觉很大声。轻轻的触碰在我感觉并没有那么轻。明亮的光线在我感觉愈加明亮。电灯发出的轻微嗡嗡声在我感觉就像雷鸣。我感到应接不暇而不是高兴。我感到应接不暇而不是悲伤。一般人的看法是，孤独症患者不能与他人共情。而我和大多数孤独症谱系患者都发现相反的情况才是正确的。……孤独症让我的生活充满压力。当一切都变得更大声时，情况往往会变得更有点儿压力。[11]

　　麦金尼说，当她第一次被诊断为孤独症时，她感到"内心非常冲突"。但很快，她对诊断结果表示感激，开始艰难且持续地逐步接受它：

　　　　我的生活总是像在悬崖边游走。有时，我会从悬崖边掉下来，然后崩溃。这挺好的。嗯，也许不太好。但不得不这样。我别无选择。……我得继续走下去。当我发现自己正在走向崩溃时，我会努力让自己注意到这一点，这样我就可以改变路线。为了达到这种自我觉知的程度，我做了很多努力，但它仍然不总是奏效。

　　　　……我每次都以同样的方式做同样的事情。我算计着很多事情，注意到大多数人认为不重要的事情，并对微小的瑕疵感到应激。我脑海中的想法挥之不去，一次又一次再一次地出现。各种短语、图像、记忆、模式，所有这些都可能让我应接不暇。我尽可能地让它们为我所用。我想这也是我工作出色的部分原因。而且我很擅长我的工作。我注意到一些小事，那些别人往往忽略的细微差别。我能找到模式，而且很快就找到了。[12]

　　在回顾自己的人生时，麦金尼总结道：

　　　　毫无疑问，孤独症让我的生活变得艰难，但它也让我的生活变得美好。当一切都变得更加强烈时，那些日常的、平凡的、典型的、正常的事情就会变得突出。我不能代表你或其他任何人发言，不管你是否患有孤独症。我们的经历都是独一无二的。无论如何，我相信重要的是发现美。认识到有坏的、有丑陋的、有不尊重的、有无知的、有崩溃的，这些事情是不可避免的。但也有好的。[13]

　　大约10%的孤独症患者智商分数较低，但许多人在写诗、学习外语、演奏音乐、创作素描和绘画、计算，或者知道日历上的任意一天是星期几等方面有着特殊天赋。实验心理学家贝亚特·赫梅林在《心智的光明碎片》一书中讲述了她对孤独症患者的研究。她指出，孤独症研究人员一直为这些孤独症天才①所展示的非凡才华着迷。[14]其中最有名的一位是纳迪娅。这个小女孩在四到七岁时画了许多素描，受到广泛的甚至是来自专业人士的赞赏，这些素描在美学上可以与三万年前的洞穴壁画相提并论。我们将在第6章更全面地讨论孤独症患者的创造力。

基因在孤独症中的作用

　　科学家多年来一直知道基因在孤独症中扮演着极其重要的角色。对具有相同基因组成的同卵双胞胎的研究表明，如果双胞胎中的一个患有孤独症，则另一个患有孤独症的可能性高达90%。没有其他发育障碍在同卵双胞胎之间存在如此高的一致性。

　　这一惊人的发现使许多科学家相信，了解孤独症相关大脑机制的最快途径是专注于孤独症的遗传学。一旦科学家弄清了孤独症的遗传全景，知道了风险因素有哪些，他们就能更好地找出这些基因在脑中什么部位起作用。不过，孤独症并不是一

---

① 原文是"autistic savant"，其中"savant"的本义是学者、博学之士，特指孤独症患者时意为智力较差但在某一方面有专长的人。

种简单的单基因、单疾病障碍。有许多基因都可能会增加患孤独症的风险。

　　与此同时，我们不能排除环境因素，因为所有的行为都是由基因和环境之间的交互作用塑造的。即使是总会导致某种疾病的单个基因的一次突变也会受到环境的强烈影响。以苯丙酮尿症为例，这是一种简单的代谢性疾病，婴儿出生时就会做例行筛查。每15000人中有一人会受到这种罕见遗传疾病的影响，它能够造成认知功能的严重损害。患有这种疾病的人有两个异常的基因拷贝，其正常基因全权负责分解我们所吃食物中的一种蛋白质成分——苯丙氨酸。（只有一个基因拷贝异常的人不会患上苯丙酮尿症。）如果身体不能分解苯丙氨酸，它就会在血液中积聚，导致一种有毒物质的产生，进而干扰大脑的正常发育。幸运的是，通过一种简单却极其有效的环境干预措施——限制有患苯丙酮尿症风险的人的蛋白质摄入量——可以完全预防心智发育迟缓。

　　我们在许多人身上进行高分辨率检测的DNA研究的能力取得了大幅进步，这开始让科学家对遗传全景有了更清晰的认识。这些技术进步改变了我们对DNA如何在人与人之间产生差异，以及某些变异如何导致孤独症等障碍的理解。具体地说，它们揭示了两种前所未知的遗传变异类型：拷贝数变异和新生突变。这两种变异都会对孤独症、精神分裂症和其他由多个基因突变引起的复杂障碍的发生起作用。

拷贝数变异

　　我们每个人基因中的核苷酸序列都略有不同。（正如我们在

第1章了解到的，核苷酸是组成DNA的分子。）这些细微的差异
被称为单核苷酸变异（图2.7）。大约十年前，科学家发现我们
的染色体结构也可能存在重大差异。这些罕见的结构差异被称
为拷贝数变异（图2.8）。我们可能会丢失一条染色体上的一小

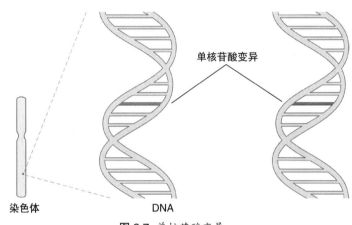

图 2.7 单核苷酸变异

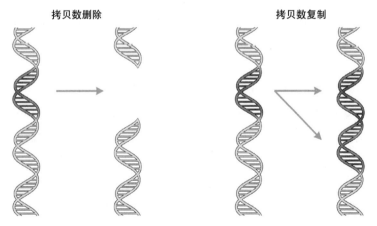

图 2.8 拷贝数变异：DNA 删除和复制

部分DNA（称为拷贝数删除），或者我们可能会在一条染色体上多了一点DNA（称为拷贝数复制）。拷贝数变异可能会使染色体上的基因数量减少或增加20到30个，而无论是减少还是增加，都会增加患孤独症谱系障碍的风险。

拷贝数变异让我们更好地理解了与孤独症相关的特定基因，这反过来又让我们更好地认识了社会行为的分子基础。7号染色体上的拷贝数变异就是这样一个案例。现供职于加州大学旧金山分校的马修·斯泰特发现，拥有7号染色体某一片段的额外拷贝会使患孤独症谱系障碍的风险大大增加。然而，当该染色体同一区域出现缺失时，则会导致威廉姆斯综合征。[15]

威廉姆斯综合征实际上是孤独症的反面。患有这种遗传障碍的儿童社会性极强（图2.9）。他们有一种强烈的、难以抑制的表达和交流欲望。他们非常友好而且信任他人，甚至对陌生人也是如此。此外，与一些孤独症儿童有很强的绘画技能不同，威廉姆斯综合征儿童往往擅长音乐。事实上，威廉姆斯综合征儿童在构建视觉空间关系方面存在困难，这可能是他们画不好画的原因。与孤独症儿童不同，威廉姆斯综合征儿童有很好的语言技能，擅长面部识别，他们在解读他人的情绪和判断他人的意图方面不存在任何困难。

美国国立精神卫生研究所前所长托马斯·因塞尔认为，孤独症和威廉姆斯综合征之间的对比表明，我们的大脑使用特定的网络来执行特定类型的功能，比如社交。社交网络功能的缺陷可能会导致大脑在非社交网络中发展专长来进行补偿，从而有了孤独症天才们展现出的各种不同寻常的能力。[16]

这单个片段只包含人类基因组2.1万个基因中的大约25个，却能够对复杂的社会行为产生如此深远的影响，这一事实令人

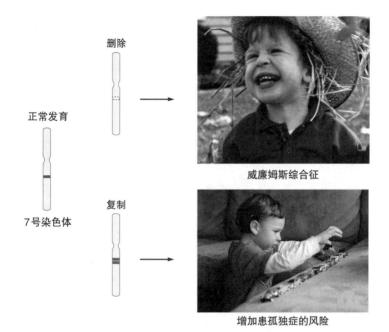

图2.9 拷贝数变异: 7号染色体特定片段的删除会导致威廉姆斯综合征, 而同一片段的复制则会增加患孤独症谱系障碍的风险。

震惊。这些发现给了科学家一些非常具体的研究方向, 应该会在疗法开发方面开辟出重要的新途径。

新生突变

由技术进步揭示的第二个遗传变异是最近才有的发现, 即并非所有的突变都存在于我们父母的基因组中。一些突变是在成年男性的精子中自发产生的。这些罕见的自发突变被称为新生突变, 一位父亲会将其遗传给孩子。在耶鲁大学、华盛顿大学、麻省理工学院布罗德研究所和冷泉港实验室几乎同时进行的四项研究发现，新生突变显著增加了患孤独症的风险。[17]

此外，新生突变的数量随父亲年龄的增长而增加。冰岛一家名为解码遗传学（deCODE Genetics）的生物技术公司最近主持的一项研究证实了这一发现，该研究采用了全基因组技术，分析的是一个人基因组中的所有 DNA，而不仅仅是编码蛋白质的那部分。[18]这一点很重要，因为科学家最近发现，人类基因组中以前被认为是"垃圾"的那些非编码 DNA，可能通过开启和关闭基因而在复杂疾病中扮演重要角色。

新生突变随父亲年龄增长而增加的原因是：精子前体细胞每 15 天分裂一次，DNA 的这种持续分裂和复制会导致错误，而错误率会随着年龄的增长显著增加。因此，一个 20 岁父亲的精子中平均会有 25 个新生突变，而一个 40 岁父亲的精子会有 65 个突变（图 2.10）。这些突变大多数是无害的，但有一些是有害的：现在认为至少有 10% 的孤独症病例是由新生突变造成的。母亲似乎不会通过新生突变的方式传递孤独症，因为卵细胞与精子不同，不会在一生中不断分裂和复制，它们在女性出生之前就已经存在。

近年来孤独症的发病率大幅上升，使得新生突变特别受到关注。这种上升在很大程度上可能归因于这样一个事实，即我们现在比 50 年前更清楚地意识到了孤独症的存在，也能更好地鉴定这种障碍。不过还有一种解释是，人们生育孩子的年龄更晚了。现在我们知道，年龄较大的父亲的精子更容易出现新生突变，因此更有可能将这些突变传递给他们的孩子，增加孩子患孤独症的风险。

我们也有证据表明，年长父亲精子中的新生突变会增加患精神分裂症（图 2.10）和双相障碍的风险。（正如布洛伊勒在一

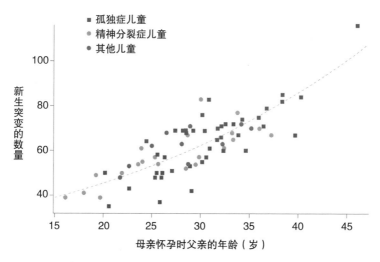

图2.10 父亲的影响：研究人员分析了78名冰岛儿童及其父母的遗传物质，其中包括44名患有孤独症的儿童。年长父亲的孩子总体上有着更多的新生突变，这些突变在其父母双方的基因组中都不存在。

个世纪前观察到的那样，精神分裂症患者有着一些和孤独症患者相同的社交困难。）此外，我们知道精神分裂症和双相障碍不是由单个基因导致的。因此，各种可能导致孤独症的基因肇事者似乎也是导致这些精神障碍的共犯。我们不知道孤独症到底受到多少基因的影响，这样的基因很可能至少有50个，甚至数百个。

最后，新生突变可能解释了孤独症另一个有意思的特征：孤独症并不会消亡。与神经典型者相比，孤独症成人更不可能有孩子，但每年被诊断为孤独症谱系障碍的儿童数量却没有下降。没患孤独症的父亲的精子中的新生突变，可能是孤独症在整个人群中持续存在的原因之一。

作为突变目标的神经环路

最近的一项研究表明，孤独症青少年的大脑有太多突触。[19]
通常情况下，我们大脑中多余的突触（我们不使用的突触）会
在一个称作突触修剪的过程中被去除，这个过程始于童年期，
在青春期和成年早期达到顶峰。太多突触这一发现表明，突触
没有得到充分修剪，导致神经连接错综复杂，而不是形成流线
型、高效的神经环路。有趣的是，孤独症伴随突触修剪不足，
而精神分裂症伴随突触修剪过度（详见第4章）。

发育中大脑的神经连接过程异常复杂，这为犯错提供了广
阔的机会。此外，我们大约一半的基因在大脑中是活跃的，神
经元之间突触的形成需要大量蛋白质才能正常运作。前面已经
讲过，蛋白质是根据基因发出的指令合成的。如果这些基因的
突变扰乱了突触中正常蛋白质的组成或运行，就会导致一连串
的事件：突触功能不正常，神经元无法相互交流，它们形成的
神经环路也会中断。

导致孤独症谱系障碍的基因突变可能分布在我们23对染色
体上的任何地方。无论它们位于何处，这些突变都会扰乱社会
脑的神经环路，而这些扰乱最终会损害心理理论。

其中一些突变在突触的运作中起着关键作用。事实上，编
码突触蛋白的基因发生新生突变的频率更高。这一事实提出了
一种令人兴奋的可能性，即孤独症和其他发育障碍是可以得到
治疗的。换句话说，我们也许能够通过修复有缺陷的突触来治
疗遗传障碍（图2.11）。

这是一个思想上的根本转变。发育障碍可能被证明是可逆
的，或者至少在人的一生中是可以治疗的，而不是从出生起就
木已成舟。

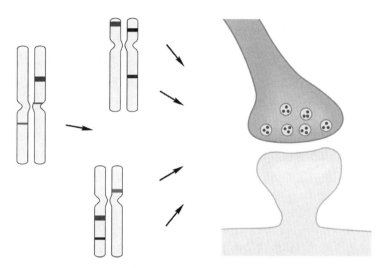

图 2.11　整个基因组中有数百个基因作用于突触功能。这些基因中的任何一个或一组的突变都可能导致孤独症等障碍。通过开发针对突触而不是特定基因的药物，我们或许能够治疗这些复杂的遗传障碍。

动物模型中的遗传学和社会行为

　　大多数动物至少有一部分时间是在与其同类交往的过程中度过的。我们对这一事实的承认体现在我们谈论它们时的用词，比如鱼群、鹅群和蜂巢。显然，同类动物之间相互认识、相互交流，并产生协同一致的行为。博物学家 E.O. 威尔逊注意到，动物的许多社会行为都是相似的，甚至在非常不同的动物身上也是如此。当任何人在生物学上观察到这种现象时，通常意味着其背后的遗传学机制非常久远，这些机制让许多不同种类的动物表现出相同的行为。事实上，人类自己的几乎所有基因都存在于其他动物身上。

由于社会行为和基因在进化过程中都是保守的，研究行为的遗传基础的科学家通常会转向简单动物，比如细小的秀丽隐杆线虫和果蝇。洛克菲勒大学的遗传学家科里·巴格曼现在是陈·扎克伯格创新机构的负责人，他就研究秀丽隐杆线虫。这种线虫生活在土壤中，以细菌为食。这个物种的大多数成员都想把时间花在它们的同伴身上。虽然它们有时也会走失，但总会回来加入集体。这种行为与食物无关（食物随处可见），也与交配无关。这些动物是社会性的，它们就是喜欢相互交往。

然而，有些线虫是独居的。它们觅食时各自分散在细菌覆盖的草坪上。社交品系和独居品系之间的差异源于单个基因的自然变异，具体地说是单个核苷酸上的一处改变。[20]

在更复杂的动物中，社交性和独居性也可以追溯到单个基因。托马斯·因塞尔在埃默里大学工作时，和同事探索了催产素在一种类似老鼠的啮齿类动物草原田鼠身上所起的作用。[21]他们发现，催产素既刺激母乳的生产，又调节母婴联结和其他社会行为。为了抚养幼崽，雄性和雌性草原田鼠形成了持久的配偶联结。交配过程中，雌性田鼠脑中催产素的释放和雄性田鼠脑中一种与之关联的激素升压素的释放，刺激了这些联结的形成。升压素还影响着父性行为。

雄性草原田鼠形成稳固的配偶联结并帮助雌性草原田鼠抚养后代，而与之关系密切的一个物种——山地田鼠的雄性却广泛且混杂地繁殖，并未表现出父性行为。这两个物种之间的差异与其雄性大脑中升压素受体的数量相关，因此也与升压素的含量相关。草原田鼠负责配偶联结的脑区存在大量升压素，山地田鼠却不存在。在这两个物种中，大脑特定区域中催产素浓度的不同解释了配偶联结和亲子联结的差异。[22]

越来越多的证据表明，催产素和升压素在人类的配偶联结和养育孩子方面也起着重要作用。催产素是下丘脑分泌的一种肽类激素，通过垂体后叶释放到血液中。催产素调节母亲的乳汁分泌，以响应婴儿的吮吸刺激。此外，这种激素通过增加我们的放松、信任、共情和利他主义的感受来加强积极的社交互动。俄勒冈州立大学的萨琳娜·罗德里格斯发现，参与催产素分泌的基因发生变异会影响共情行为：大脑中催产素含量较少的人更难解读面部表情，也更难在别人遭受痛苦时感同身受。[23]

其他研究表明，催产素可能会影响我们的社会认知。[24] 吸入催产素后，我们对可怕刺激的反应似乎会受到抑制。它还被认为可以加强积极的沟通。在一些罕见的情况下，孤独症患者鼻腔吸入催产素后甚至社交技能得到了改善。催产素提高了我们信任他人和承担风险的意愿——这正是友谊、爱情和家庭组织的基本特征。

正如这些研究所表明的，有一些相同的激素——因此也就是相同的基因——在对人类和动物的社会行为起作用，这意味着这些基因的突变可能会增加患孤独症谱系障碍的风险。我们还可以通过建立动物模型来探索孤独症的生物学基础的各个方面。例如，加州大学洛杉矶分校的戴维·苏尔策和他的同事们已经发现了一种药物，可以在孤独症小鼠模型中恢复正常的突触修剪，从而减少动物的孤独症样行为。[25] 显然，要想理解像我们的社会脑这样复杂的系统是如何出错的，通过对动物和人类的遗传学研究可以取得极具价值的成果。

展望未来

科学家已经从主要在黑暗中摸索的阶段走向了手握工具在孤独症的遗传学研究上取得重大进展的阶段。有了过去几年出现的新技术，比如能够快速且相当廉价地对整个基因组进行测序，科学家应该能够在未来鉴定更多关键的孤独症致病基因。

在这个探索过程中，有四点值得指出。首先，数百个不同的基因能够增加患孤独症谱系障碍的风险——这数百个基因未必存在于单个人体内，而是存在于整个人群中。其次，虽然单个基因的突变会导致一些障碍，如亨廷顿病，但单个突变不会导致包括孤独症、抑郁症、双相障碍和精神分裂症在内的大多数大脑障碍。再次，如果我们能找到孤独症的致病基因，我们就能很好地在细胞和分子水平上知道问题出在哪里。关于孤独症最早的一些遗传学研究表明问题出在突触功能异常。最后，当我们鉴定出孤独症的致病基因时，我们将更好地理解产生社会脑的基因和神经通路，正是这些基因使我们成为社会性的存在。此外，我们还将学到遗传易感性是如何与环境因素交互作用，从而导致特定障碍的。

3 抑郁症与双相障碍

——负责情绪、思维和记忆的脑区之间失连

我们都体验过情绪状态。事实上，我们的语言中充斥着对我们感受的丰富多彩的描述：我有起床气；他在吐苦水；她因找到新工作而开心到飞起。在这些情境中，我们把情绪描述为一种来去匆匆的临时心理状态。这种情绪间的转换完全正常、合情合理。情绪性觉知对于生存和应对人类社会存在的复杂性至关重要。

人的情绪状态通常很短暂，是对环境中某个特定刺激做出的反应。当一种特定的情绪状态随时间的推移变得稳定并持续时，我们称之为心境。不妨把情绪想象成每日的天气，把心境想象成主导性气候。就像全球各地的气候千差万别，每个个体的主导性心境也各不相同。一些人性情稳定开朗，另一些人则用更灰暗的眼光看世界。我们面对大千世界的方式（精神病学家称之为气质）存在差异，这种差异是编织在人类行为的结构之中的。因此，我们在这里谈论的是最深层、最个体意义上的自我的生物学。

精神障碍的主要特征是对正常行为的夸大，所以如果我们自己经历了持续的、不寻常的心境变化，或者在别人身上观察

到了这种变化，我们就有理由对其引起重视。心境障碍是一种普遍而持久的情绪状态。它们是对人生观和行为造成影响的极端情绪。例如，抑郁是一种极端形式的忧郁或悲伤，伴随着活力和情绪的缺乏，而躁狂是一种极端形式的兴奋和亢进。在双相障碍中，心境在这两个极端之间轮替。

在本章中，我们关注情绪在日常生活和自我感中所扮演的角色。接着我们会考察抑郁症和双相障碍的特征，以及它们能告诉我们哪些关于自我的信息。我们探索了脑科学领域若干引人注目的进展，它们指向了抑郁症和双相障碍的成因，并为这些障碍带来了有希望的新疗法。我们还考察了心理治疗——无论是单独心理治疗还是结合药物治疗——对心境障碍患者的重要性。最后，我们把目光投向基因对于心境障碍的影响。这些发现都强调了对大脑障碍的研究与理解健康的情绪脑如何工作这两者之间存在重要联系。

情绪、心境与自我

我们的情绪受到位于大脑颞叶深处的杏仁核的支配。杏仁核与脑中的其他一些结构相连，其中包括下丘脑和前额叶皮层。下丘脑调节心率、血压、睡眠周期，以及其他参与我们情绪反应的身体功能。因此，它是高兴、悲伤、攻击性、色情和交配等情绪[1]的执行者。前额叶皮层是执行功能和自尊的所在地，它调节情绪及其对思维和记忆的影响。正如我们将看到的，这些结构之间的连接解释了各种心境障碍的不同心理和生理表现。

---

[1] 注意心理学和神经科学中的"情绪"含义比我们日常所理解的"情绪"含义要广。

情绪是大脑早期预警系统的一部分，与人体古老的生存机制密切相关。正如查尔斯·达尔文首先指出的那样，情绪是我们与其他哺乳动物共享的前言语社会交流系统的一部分。事实上，即使我们拥有非凡的语言能力，我们每天也还会使用情绪来交流彼此的欲望，监控我们的社会环境。当我们的情绪指示事情存在危险或进展不顺时，我们会感到焦虑、易怒和警惕，还有通常紧随其后的悲伤。在情绪谱系的另一端，坠入爱河和其他积极的情绪则会给我们带来一种重新焕发活力和乐观的美妙感受。

我们的主观情绪体验是不断变化的，因为我们的大脑监控着瞬息万变的社会中的各种机遇和压力，对此要做出适当的反应。如果没有这些情绪评估，我们体验到的这个世界就像一系列没有参照点的随机事件，我们从中感受不到自我。

心境障碍属于大脑疾病，会影响自我的完整性，而自我是将我们每个人塑造成一个独特的人的重要情绪、记忆、信念和行为的集合。正是因为情绪在我们的思维和感受中都扮演着核心角色，而且我们每天都会体验心境的正常变化，所以当我们的心境出现紊乱时，这可能意味着心理出现了异常，对此我们却很难识别和接受。这种困难也有助于解释为什么心境障碍患者经常被污名化。简而言之，尽管科学和医学取得了进步，许多人仍然倾向于将心境障碍视为一种个人弱点和不良行为，而不是一系列疾病。

心境障碍与现代精神病学的起源

我们在第 1 章提到的埃米尔·克雷佩林不仅是现代科学精

神病学的创始人，也是精神药理学的创始人，精神药理学研究的是药物对心境、思维和行为的影响。1883年，他出版了《精神病学纲要》，这是他后来的多卷本巨著《精神病学教程》的首个版本。1891年，他开始在海德堡大学任教，后来又转到慕尼黑大学。克雷佩林认为，心理疾病是严格意义上的生物性疾病，它们具有遗传基础。更重要的是，他坚持认为精神疾病的诊断应该与其他医学领域中的诊断一样，基于相同的标准。

克雷佩林给自己设定了一项艰巨的任务。在他那个时代，是无法在尸检时对精神疾病的诊断做出确认的，因为此类疾病不会在脑部留下明显的痕迹，而脑成像技术要到一个世纪后才会诞生。在没有生物学标记和脑成像技术的情况下，克雷佩林不得不根据对患者的临床观察来做出诊断。

为了规范自己的观察，克雷佩林依赖于一般医学中所使用的三个标准：疾病的症状是什么？病程是怎样的？最后的结果是什么？

通过将这些标准应用于心理疾病，克雷佩林区分出了两大类精神障碍：思维障碍和心境障碍。他将思维障碍称作早发性痴呆，即年轻人的痴呆，因为这类障碍比其他痴呆（如阿尔茨海默病）开始得更早；他将心境障碍称作躁狂抑郁症，因为这类障碍要么表现为抑郁状态，要么表现为兴奋状态。现在我们将早发性痴呆称作精神分裂症，将躁狂抑郁症称作双相障碍。我们把没有躁狂成分的抑郁状态称作抑郁症①或单相抑郁。大多

---

① 原文为"major depression"，规范译名是重性抑郁，但正如正文下一句所提示的，所谓重性抑郁是指抑郁症的最常见形式，"major"字面上应为"主要"之意（相对于双相障碍中的抑郁发作而言），译作"重性"似有误导，容易与表示抑郁症严重程度的"重度"混淆。本书参考张明园和钱铭怡等专家的意见，将"major depression"译作抑郁症，依照程度分为轻度、中度和重度抑郁（mild / moderate / severe depression）。

数抑郁障碍患者都是单相抑郁。

克雷佩林观察到的两种主要精神障碍——精神分裂症和双相障碍——之间的区别一直延续到了今天。然而，最近的遗传学研究表明，某些基因可能对这两种类型的障碍都起作用，因此我们现在意识到，它们之间可能存在重叠。这些障碍和孤独症之间也可能存在重叠，这是在克雷佩林的经典研究做出半个世纪后才得到充分认识的。

思维障碍和心境障碍不仅对人造成的影响不同，而且它们的病程不同，产生的结果也不同。精神分裂症的特点是认知能力下降，通常是从成年早期的第一次发病就开始下降，持续一生，很难得到缓解。相比之下，心境障碍最常见的是间歇性发作，发作间隔数月至数年。抑郁症一般始于青少年后期和二十出头的年纪，而双相障碍通常始于青春期后期。抑郁症的缓解时间平均为三个月。这表明，至少在一开始，导致抑郁症的神经环路和大脑功能的改变是可逆的。随着年龄增长，抑郁症的发作往往会持续更长时间，而缓解期会变得更短。心境障碍患者在缓解期可以表现得很正常，心境障碍的结果通常比精神分裂症的更为良性。

因为心境障碍会影响大脑许多区域的神经环路，所以它们还会导致精力、睡眠模式和思维方式的变化。例如，许多抑郁症患者很难入睡和保持睡眠；其他抑郁症患者则一直在睡觉，特别是如果他们感到孤僻多于焦虑的话。睡眠不足会导致杏仁核活动增加，在一些双相障碍患者身上会引起躁狂发作。

自从菲利普·皮内尔将萨尔佩替耶医院的病人从枷锁中解放出来，对精神障碍患者的治疗断断续续地得到了改善。皮内尔坚持精神障碍本质上是医学性的，遗传在其中起到了一定作用，这一观点被一个世纪后的克雷佩林发扬光大。皮内尔对病人的人道治疗也花了同样长的时间才在心理治疗领域落地生根。从那时起，我们开发了新的心理疗法和药物疗法，并对这些疗法如何起作用和交互作用取得了更好的生物学理解。治疗的一个重要组成部分是理解和接受"精神障碍是伴随终生的"。因此，心境障碍患者必须时常留意自己的感受和心理状态。

　　在本章中，我们将分别考察抑郁症和双相障碍，看看心境障碍揭示了正常心境状态的什么机制。

抑郁症

　　抑郁症最早由历史上极有影响力的、通常被认作西方医学之父的古希腊医生希波克拉底在公元前5世纪认定。希波克拉底时代的医生并不相信疾病会影响身体的特定器官。相反，他们赞同下述理论，即所有的疾病都是由四种"体液"——血液、黏液、黄胆汁和黑胆汁——失衡引起的。因此，希波克拉底认为抑郁症是体内黑胆汁过多所致。事实上，表示抑郁症的古希腊术语"melancholia"就是"黑胆汁"的意思。

　　威廉·莎士比亚最早或许也最好地总结了抑郁症的临床特征。莎士比亚是人类心智的伟大观察者，他笔下的哈姆雷特宣称："这世界上的事情，由我看来何以如此的厌倦、陈旧、淡薄、无益！"[①]抑郁症最常见的症状是患者感到持续的悲伤和强烈的精神痛苦，并伴随着无望、无助和无价值感。通常情况下，这些感受会导致患者与他人交往时退缩，有时则会导致自杀的

① 此句译文出自梁实秋翻译的《哈姆雷特》。

念头或尝试。在任何时候，世界上都有大约5%的人口患有抑郁症，其中包括2000万美国人。它是15岁到45岁人群致残的主要原因。

抑郁症患者经常描述自己感到强烈的精神痛苦和孤独。美国小说家兼散文家威廉·斯泰伦在讲述自己抑郁症经历的回忆录《看得见的黑暗》中写道："这种痛苦是持续的，这种状况的无法忍受之处在于，我已经知道它是无法摆脱的，过一分钟、一小时、一天、一个月还是这样。"[1]

今天，我们知道抑郁症不是由黑胆汁而是由脑内化学变化引起的。不过，我们并不完全了解脑内造成这些变化的机制。正如我们将看到的，虽然科学家已经取得了长足进步，但抑郁症是一种复杂的障碍。事实上，抑郁症可能不是一种而是几种不同的障碍，分别具有不同的严重程度和不同的生物学机制。

抑郁症与应激

应激性生活事件——爱人去世、丢掉工作、远离故土、求爱被拒——都能够诱发抑郁症。同时，抑郁症也会导致或加剧应激。哥伦比亚大学临床心理学教授安德鲁·所罗门（图3.1）也是一位杰出的作家，他描述了自己人生中几次应激性事件发生后的抑郁症发作情形：

> 我一直认为自己相当坚强和壮实，可以应付任何事情。然后我遭遇了一系列个人的不幸。我母亲去世了，我的一段感情走到了尽头，各种各样的事情都出了问题。我设法让自己差不多毫发无损地走出了这些危机。然后过了

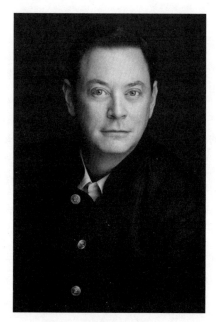

图 3.1 安德鲁·所罗门

一些年，我突然发现自己在很多时候都感到无聊。……我
记得特别清楚，回家听到答录机上朋友们的留言时，我会
感到疲惫而不是高兴，心想需要回电话的人可真是太多
了。当时我的第一本小说刚出版，获得了相当不错的评
价。但我根本不在乎。我一辈子都梦想着出版一本小说，
现在它就摆在这儿，我却只是感到一种虚无。这种状态持
续了相当长一段时间。……

　　然后……做每件事都开始变得像是需要付出巨大的努
力。我会对自己说，哦，我应该吃点午饭。然后我会想，
但我得先把食物拿出来。再把它放在盘子里。再切开它。
再咀嚼它。再吞咽它。……我知道我所体验的这些如同白痴。可这些体验却是栩栩如生和刻骨铭心的，裹挟其中的我感到无助。随着时间的推移，我发现自己做的事情越来越少，外出的次数越来越少，与他人的交流越来越少，思考越来越少，感受也越来越少。

然后焦虑就来了。……抑郁症最见鬼的地方是你感到自己永远熬不出头。如果你能减轻这种感受，那么这种状态虽然悲惨，却还可以忍受。但是，如果有人对我说，我下个月定会出现严重的焦虑，那我会自杀的，因为这个过程中的每一秒都是煎熬。这是一种持续的感受，整个人都吓坏了，又不知道害怕的是什么。这就像你在滑倒或绊倒时，冲着地面倒下去的那种感觉。但倒地的感觉只会持续大约一秒半，而我第一次抑郁的焦虑期持续了六个月。感到令人难以置信地全身无力。……

我病得越来越重，直到有一天醒来，真的觉得我可能中风了。我记得我躺在床上，想着这辈子从来没有感觉这么糟糕过，那应该给谁打个电话。我扭头看了看床头柜上的电话，但我伸不出手也拨不了号码。我躺在那里四五个小时，就那样盯着电话。终于电话响了。我设法接了电话。我说："我的问题很严重。"就是那一次，我终于寻求抗抑郁药的帮助，开始认真治疗我的病。……[2]

抑郁症和应激似乎在体内引发了相同的生物化学变化：它们激活了神经内分泌系统的下丘脑-垂体-肾上腺轴，促使肾上腺释放人体的主要应激激素皮质醇。虽然短期释放皮质醇是有益的，它提高了我们对于感知到的威胁的警觉性，但在抑郁症和慢性应激中长期释放皮质醇是有害的。它会给抑郁和高度应激的人在食欲、睡眠和精力方面造成改变。

皮质醇浓度过高会破坏海马体（记忆存储的重要脑区）神经元之间的突触连接，还会破坏前额叶皮层（调控人的生存意志，并影响人的决策和记忆存储的脑区）神经元之间的突触连接。这些区域突触连接的故障会造成情绪没有起伏，还会伴随抑郁症和慢性应激而导致记忆力和注意力受损。对抑郁症患者的大量脑成像研究表明，前额叶皮层和海马体神经元之间的突触变小和变少了；在尸检研究中也发现了类似的变化。此外，对小鼠和大鼠的研究表明，这些动物也会在应激状态下损失海马体和前额叶皮层中的突触连接。

动物模型让我们对应激背后的恐惧神经环路取得了有价值的洞见。研究表明，本能恐惧和习得恐惧都有杏仁核和下丘脑的参与。正如我们所知，杏仁核决定了在任何给定的时间召唤何种情绪，下丘脑则负责执行这一任务。当杏仁核需要召唤恐惧反应时，下丘脑就会激活交感神经系统，从而增加心率、血压和应激激素的分泌，并调节性行为、攻击性行为、防御行为和逃避行为。

这些发现都与一个观点相一致，即长期的应激状态——会促使皮质醇的长期释放，随之而来的是突触连接的减少——是抑郁障碍（包括双相障碍的抑郁期）的重要成分。

抑郁症的神经环路

直到最近，精神障碍还是非常难以追踪到大脑中的特定区域。但今天的脑成像技术，特别是PET和功能性磁共振成像技术，已经使科学家能够鉴定出至少一部分导致抑郁症的神经环路。通过在志愿参加研究的患者脑中系统地检查这一环路，科学家已经了解到哪些神经活动的模式发生了变化，还可以检查抗抑郁药和心理疗法对这些异常活动模式的影响。此外，最近的脑成像技术使科学家能够鉴定大脑中的生物学标记，这些标记会提示哪些患者只需要心理治疗，哪些患者既需要药物治疗，又需要心理治疗。

埃默里大学的神经学家海伦·梅伯格发现，抑郁症的神经环路有若干节点，其中两个最为关键：大脑皮层第25区（胼胝体下方的扣带回皮层）和右前脑岛。[3] 第25区是思想、运动控制和驱力相关神经环路的汇聚之地。它还富含制造血清素转运体——从突触中清除血清素的蛋白质——的神经元。这一点很重要，因为血清素是由一类神经细胞释放的一种帮助调节情绪的调节性神经递质。调节性递质不是简单地将神经冲动从一个细胞传递到下一个，而是"调谐"整个环路或区域。抑郁症患者的血清素转运体特别活跃，一定程度上造成了第25区血清素浓度的降低。第二个关键节点右前脑岛是自我觉知和社会经验相关神经环路的汇聚之地。前脑岛连接着帮助调节睡眠、食欲和性欲的下丘脑，以及杏仁核、海马体和前额叶皮层。右前脑岛从我们的感官接收有关身体生理状态的信息，并相应地产生情绪来指导我们的行动和决定。

另一个一直被认为与抑郁症和双相障碍有关的脑结构是前扣带皮层的脑回（脑部隆起的褶皱）。这个结构与连接大脑左右半球的神经纤维束——胼胝体平行。前扣带回基于其功能被分为两个区域。一个区域（吻侧和腹侧亚区）被认为参与情绪过程和自主神经功能；它与海马体、杏仁核、眶前额叶皮层、前脑岛和伏隔核（大脑的多巴胺奖赏和愉悦环路的重要组成部分，我们将在第9章看到）存在广泛的连接。另一个区域（尾侧亚区）被认为参与认知过程和行为控制；它与前额叶皮层的背侧区域、次级运动皮层和后扣带回皮层相连。

心境障碍患者这两个区域的功能都不正常，这也是他们的情绪性、认知性和行为性症状各异的原因。在抑郁症发作和双相障碍的抑郁期，与情绪有关的脑区始终过度活跃。事实上，正如我们将要看到的，抗抑郁药的成功治疗与该区域特定部分（前扣带回膝下区）的活动减少相关。

思维与情绪的失连

梅伯格在发现第25区活动过度的同时，还发现抑郁症患者前额叶皮层的其他部分活动不足。[4]正如我们所知，前额叶皮层负责集中注意力、决策、判断和规划未来。它直接与杏仁核、下丘脑、海马体和脑岛皮层相连，而这些区域又分别与第25区直接相连。我们大脑这些区域之间的交流，是利用情绪和思维来帮助我们计划日常生活，并以健康的方式回应我们周遭的世界。

脑成像研究揭示了大脑结构的几个变化，这些变化可能解释了心境障碍患者体验到的一些症状。例如，成像显示抑郁症患者的杏仁核增大，抑郁症、双相障碍和焦虑症患者的杏仁核活动增加。科学家提出，杏仁核活动增加可能是抑郁症患者感到绝望、悲伤和精神痛苦的原因。成像还发现，像许多其他障碍一样，抑郁症可能导致海马体的突触变少和变小。事实上，较长时间的抑郁发作与海马体体积的减小呈相关性。这种相关性可以解释抑郁症患者所遭遇的记忆问题。成像还显示，下丘脑的功能缺陷可能是抑郁症患者丧失对性欲或食欲的驱力的部分原因。最后，参与身体感觉的脑岛皮层的功能缺陷可能解释了为什么抑郁症患者没有活力，为什么他们经常感到心如死灰。

对抑郁症的研究表明，每当第25区变得过度活跃时，与情绪有关的神经环路的某些成分实际上就会与思考的大脑失连，导致个人身份感的丧失。梅伯格对抑郁症的脑成像研究揭示了这些中断发生在环路的何处，并帮助解释了为什么抑郁症会引起病人无法体验身体感觉，或者无法有意识地做与身体感觉有关的任何事情。[5]

对抑郁症患者的治疗

开发有效的抑郁症疗法的最重要缘由是为了防止自杀。在美国每年发生的4.3万起自杀中，一半以上源于抑郁症。此外，近15%的抑郁症患者实施过自杀。这远远高于绝症患者的自杀率，而与美国人口的凶杀率持平，超过了美国的交通死亡率。尽管女性患抑郁症的人数是男性的两倍，企图自杀的频次是男性的三倍，但男性实际自杀成功的可能性是女性的三到四倍。个中原因是男性倾向于选择更激进的自杀方式——开枪、跳桥、卧轨，这些方式更可能致命。

药物治疗

第一批用于治疗抑郁症的药物的发现纯属偶然。那次偶然不仅对患者来说是幸运的，也让人们第一次洞察了造成抑郁症发作的生化紊乱的各个方面。

　　1928 年，英国剑桥大学生物化学系的研究生玛丽·伯恩海姆发现了单胺氧化酶（MAO），这种酶能分解一类被称作单胺的神经递质。[6]（我们已经知道，神经递质是神经元释放到突触中与其他神经元进行交流的化学信使。）她的发现导致了一种名为异丙烟肼的药物问世，它被用于治疗结核病患者。1951 年，在纽约斯塔滕岛海景医院结核病病房工作的医生和护士注意到，与没有服用异丙烟肼的患者相比，服用了这种药物的患者看上去没有那么无精打采，反倒更快乐。随后的临床试验显示，异丙烟肼具有抗抑郁效果。此后不久，研究还发现一种最初用于治疗精神分裂症的药物丙咪嗪可以通过阻止单胺类被神经终端重摄取来缓解抑郁症状。重摄取是指循环利用神经递质并停止信号传递的过程。

　　异丙烟肼和丙咪嗪的抗抑郁效果表明，单胺类在某种程度上与抑郁症的症状有关。但它们是如何做到的呢？

　　研究人员发现，单胺氧化酶会分解和去除突触中的两种神经递质：去甲肾上腺素和血清素。当这两种神经递质不足时，人们就会出现抑郁症状。科学家推测，通过对去除单胺能递质的酶进行抑制，会在突触中留下更多的去甲肾上腺素和血清素，从而缓解抑郁症状。单胺氧化酶抑制剂作为抑郁症治疗药物的想法由此诞生。后来，研究人员发现，异丙烟肼和丙咪嗪还会导致海马体和前额叶皮层的突触变大和变多，这两个脑区内的突触连接原本会因应激和抑郁而受损。

　　这两种抗抑郁药的作用机制引出了单胺假说，该假说认为抑郁症是去甲肾上腺素或血清素或这两种神经递质部分耗尽所导致的。这一假说还解开了围绕利血平的一个谜团——利血平曾在 20 世纪 50 年代用于治疗高血压，造成 15% 的服用者抑郁。

事实证明，利血平也会耗尽大脑中的去甲肾上腺素和血清素。

20世纪80年代，随着选择性血清素重摄取抑制剂（SSRIs）如氟西汀（百忧解）等药物的引入，抑郁症的单胺假说得到了修正。这些药物通过阻断血清素的重摄取来增加突触中血清素的浓度；它们不作用于去甲肾上腺素。这一发现导致研究人员得出结论，抑郁症与血清素的耗尽有关，而与去甲肾上腺素的耗尽无关。

然而，随着时间的推移，科学家意识到，治疗抑郁症远不止让血清素充斥突触那么简单。首先，增加血清素并不能帮助所有患者好转。反之，减少血清素既不会让抑郁症患者的症状持续恶化，也不会让所有健康的人都患上抑郁症。此外，抗抑郁药如百忧解虽然能迅速提高抑郁症患者的血清素水平，但是患者的心境或突触连接在数周内都没有出现改善。尽管单胺假说最终未能完全解释抑郁症的生物学，但它激发了许多对大脑的高质量研究，并帮助澄清了血清素在心境调节中扮演的重要角色。在这个过程中，该假说改善了许多抑郁症患者的生活。

因为选择性血清素重摄取抑制剂需要大约两周的时间才能起效（这一延时可能会为企图自杀者开绿灯），加之这些重摄取抑制剂对相当多的患者完全不起作用，所以显然需要新药来取代。尽管科学家进行了艰苦努力，直到20年后才出现了一种治疗抑郁症的速效药物。

这种新药就是氯胺酮，一种兽用麻醉剂。氯胺酮的作用机制是由耶鲁大学的罗纳德·杜曼和乔治·阿加里安发现的[7]，难治性抑郁症患者在服用后数小时就会起效。不仅如此，服用单次剂量的效果可以持续几天。氯胺酮似乎还可以减少自杀念头，目前正在探索将其作为治疗双相障碍患者抑郁发作的一种可能的短期疗法。

氯胺酮的作用机制与传统的抗抑郁药不同。首先，它针对的是谷氨酸，而不是血清素。要理解为什么这一点很重要，我们先得知道神经递质分为两类：介导性神经递质和调节性神经递质。介导性神经递质由突触上的一个神经元释放，直接作用于靶细胞，或刺激或抑制它。谷氨酸是最常见的兴奋性递质，γ-氨基丁酸（GABA）则是最常见的抑制性递质。调节性神经递质则是对兴奋性和抑制性神经递质进行微调。多巴胺和血清素都属于调节性神经递质。

因为氯胺酮作用于兴奋性神经递质谷氨酸，而谷氨酸直接影响靶细胞，所以这种药物比作用于调节性递质血清素的药物能更快地缓解抑郁。此外，氯胺酮通过阻断靶细胞上的特定谷氨酸受体来阻止谷氨酸从一个神经元传递到下一个神经元。因为被氯胺酮阻断的受体不能与谷氨酸结合，所以谷氨酸不能影响靶细胞。氯胺酮抗抑郁效果的证明，深刻改变了我们对抑郁症的看法。

氯胺酮的良性效果揭示了导致抑郁的另一种机制。正如我们已经看到的，抑郁症不仅是由血清素和肾上腺素不足引起的，也是由应激引起的，应激会导致皮质醇释放过多，损害海马体和前额叶皮层的神经元。碰巧的是，高浓度的皮质醇也会导致谷氨酸的增加，而大剂量的谷氨酸也会损伤大脑中完全相同区域的神经元。

几乎所有的抗抑郁药，包括氯胺酮，都能促进海马体和前额叶皮层突触的生长，从而抵消皮质醇和谷氨酸造成的损害，这也为这些药物如此有效的原因提供了额外的解释。此外，在啮齿类动物中，氯胺酮能迅速诱导突触生长，逆转慢性应激引起的萎缩。因此，氯胺酮的发现被誉为过去半个世纪以来抑郁症研究中最重要的进步。然而，氯胺酮会产生恶心、呕吐和定向障碍等副作用，因此不能长期服用，也就不能取代选择性血清素重摄取抑制剂。变通的做法是，由于作用迅速，氯胺酮被用于在那些增强血清素的药物起效所需的大约两周时间内降低自杀风险。

心理治疗：通过谈话治疗

对于大多数患有精神疾病的人来说，心理治疗是治疗不可或缺的一部分。要而言之，这是患者和治疗师在一种支持性的关系中展开的一场言语交流。虽然不同形式的心理治疗可能有一些不同的理论基础，但它们都共享这一基本要素。心理疗法用于治疗病人已有一个多世纪的历史，但科学家直到现在才开始了解它是如何对大脑起作用的。

心理治疗的第一种形式是精神分析，源自弗洛伊德在维也纳大学医学院的资深同事约瑟夫·布鲁尔。1895年，弗洛伊德与布鲁尔一道发表了　篇关于病人安娜·O.的论文。安娜·O.患有左半身瘫痪，这种瘫痪没有神经学基础。[8]布鲁尔鼓励安娜·O.随意谈论她的记忆、幻想和梦境。在后来被他称作自由联想的这个过程中，她回想起了一些创伤性事件。这些记忆的恢复使她从瘫痪中解脱出来。

弗洛伊德对此个案印象深刻。他学会了布鲁尔的技术，并用它来洞察自己的患者。根据患者的幻想和记忆，弗洛伊德推断心理疾病源自婴幼儿时期。三位现代精神分析学者，即哥伦比亚大学内外科医学院的史蒂文·鲁斯、威尔·康奈尔医学中心的阿诺德·库珀和伦敦大学学院的彼得·福纳吉，指出了弗洛伊德的三个关键性观察，这三个观察是精神分析的核心。[9]

第一，儿童具有性本能和攻击性行为本能。控制这些本能需求的社会禁忌在生命早期就出现了，并一直延续到成年。换句话说，性和攻击性并不是成年期才出现的，它们出现在婴儿期。

第二，儿童无意识地压抑和感受到其早期需求与禁忌及早期创伤之间的冲突。这些压抑的感受可能会导致成年期的心理疾病症状。在精神分析的自由联想过程中，患者释放了自己被压抑的冲突。治疗师对这些被揭露的信息的解释可以帮助化解冲突，从而缓解患者的心理症状。

第三，患者与治疗师的关系再现了患者的早期关系。这种重演被称作移情。移情和治疗师对移情的解释在治疗过程中起着核心作用。

精神分析预示着一种新的心理调查方法的来临，这是一种基于自由联想和解释的方法。弗洛伊德教导分析师要以前所未有的方式仔细倾听患者。他还概述了一种暂时性方法，可以从患者看似无关和不连贯的联想中找出意义。

虽然历史上精神分析的目标是做到科学化，但它的方法却甚少是科学化的（见第11章）。事实上，弗洛伊德和精神分析的开创者几乎没有认真尝试去证明心理治疗的有效性。这种思维方式在20世纪70年代发生了改变，宾夕法尼亚大学的精神分析学家亚伦·贝克开始测试弗洛伊德关于抑郁症的观点。

弗洛伊德认为，抑郁的人对他们所爱的人抱有敌意，但他们又很难对那些对他们而言重要的人怀有负面感受。因此，他们压抑自己的负面感受，无意识地将它们内化。这种愤怒最终会导致无价值感和低自尊感，这些都是抑郁症的特征。

然而，贝克发现，他的抑郁症患者实际上比其他患者表现出更少的敌意。他们反而一直认为自己是失败者，对自己有不切实际的高期望值，甚至对最简单的失望都处理得很糟糕。这种思维模式反映了一种认知方式——我们如何看待这个世界上的自己——的混乱。

贝克想知道，如果鉴定出这些消极的信念和思维过程，然后帮助患者用更积极的想法取代它们，是否就可以在不必处理特定的无意识冲突的情况下缓解抑郁。为了检验自己的想法，他向患者展示他们的成就和成功的证据，从而挑战他们对自己的负面看法。通常在短短几个疗程后，患者的感受和行为就以惊人的速度得到改善。

这一积极的结果鼓励贝克根据患者的认知方式和扭曲的思维方式，开发出一种短程、系统性的抑郁症心理疗法。他称这种疗法为认知行为疗法。在确定这种疗法能反复起效之后，他写了一本手册，以便其他人可以开展同样的疗法。[10]此外，他还对疗效进行了研究。

对疗效的研究表明，对于轻度和中度抑郁症，认知行为疗法好于安慰剂，与抗抑郁药效果相当（如果不是更好的话）；对于重度抑郁症，认知行为疗法不如抗抑郁药。然而，心理治疗和抗抑郁药是协同作用的，也就是说，两种疗法一起给患者带来的好处大过单独使用其中一种疗法。[11]

认知行为疗法对精神病学和精神分析思想产生了巨大影响。它表明，像心理治疗这样一个复杂的过程是可以研究的，其疗效是可以评估的。这样一来，心理治疗现在也被纳入了循证测试。

精神病学家过去认为心理治疗和药物有不同的作用机制，心理治疗作用于我们的心智，而药物作用于我们的大脑。现在他们的认识进步了。治疗师和患者之间的互动实际上可以改变大脑的生物学。这一发现并不令人惊讶。我自己的研究工作表明，学习会导致神经元之间的连接发生解剖学上的变化。这种解剖学上的变化是记忆的基础，而心理治疗归根结底就是一个学习过程。

因此，只要心理治疗在行为上产生持续变化，它也就在大脑中产生了变化。事实上，大量研究让我们现在能更好地了解什么样的心理治疗效果最好，对什么样的患者最有效。

结合药物与心理治疗

所有的药物治疗都会带来不受欢迎的副作用，轻则让人恼怒，重则危及生命，于是患者往往会停止用药。众所周知，心理治疗是有效的，而且没有这类副作用。因此，对许多抑郁症患者来说，最佳疗法是药物和心理治疗相结合。

在20世纪90年代，像贝克这样的临床研究人员找到了如何协同使用药物和心理治疗的方法。药物有助于恢复大脑中化学物质的平衡，心理治疗则为患者提供了与治疗师之间持续性、支持性和健康的关系。这些都是扭转心理疾病，让患者过上充实有益的生活的关键因素。

约翰·霍普金斯医学院心境障碍中心的联席主任凯·雷德菲尔德·贾米森本人也患有双相障碍，她非常同意上述看法。她在《心烦意乱》一书中写道，心理治疗"让困惑变得有一些意义，控制了可怕的想法和感受，恢复了一些控制感、希望，以及从治疗过程中学习的可能性。药片不能，也不会让一个人回到现实中来"。[12]

安德鲁·所罗门对此表示赞同：

> 一旦我开始部分地恢复那个理性的自我……我就必须弄清楚是什么导致了我的抑郁发作，要如何控制它们。这是我和一位受过精神分析训练的治疗师一起完成的，我和他开启了合作。……一旦你抑郁了，特别是一旦你允许使用药物重塑你的心理状态，你就需要在最基本的层面上来认识你是谁。
>
> 现在我有一名精神药理学家和一名精神分析师，如果没有他们的工作，没有我和他们的合作，我就不会是今天的我。如今很流行对抑郁症进行生物学解释，但这似乎忽略了一个事实，即对于那些可以用心理动力学来描述的一系列现象，化学是用另外一套词汇来描述的。无论是药理学，还是精神分析的洞见，都不足以完成所有工作；同时从这两个角度来处理抑郁症问题，不仅是要找出康复的方法，而且是要搞清楚在康复之后如何继续生活。[13]

在最近一项对抑郁症患者的研究中，梅伯格为每个人提供了认知行为疗法或抗抑郁药。她发现，右前脑岛的基线活动低于平均水平的患者对认知行为疗法反应良好，但对抗抑郁药反应不佳；基线活动高于平均水平的患者则对抗抑郁药有反应，但对认知行为疗法没有反应。因此，梅伯格认为，她可以根据右前脑岛的基线活动水平来预测抑郁症患者对特定治疗的反应。[14]

这些结果向我们展示了关于大脑障碍生物学的四个非常重要的结论。第一，被精神障碍扰乱的神经环路是复杂的。第二，我们可以鉴定出一种大脑障碍的特异性、可测量标记物，这些生物学标记物可以预测两种不同疗法（心理治疗和药物治疗）的效果。第三，心理治疗是一种生物学疗法，它会在我们的大脑中产生可检测的、持久的生理变化。第四，心理治疗的效果可以得到实证研究。

许多心理治疗师在探索其疗法的循证基础方面进展缓慢，部分原因是他们中的一些人相信人类行为没法用科学方法来研究。梅伯格发现了认知行为疗法是一种生物学疗法，这为目前通过严谨客观的方式评估心理治疗的效果提供了机会。

脑刺激疗法

一些抑郁症患者对药物或心理治疗都没有反应。对这些患者中的许多人来说，电休克治疗和脑深部电刺激等疗法已被证明是有效的。

电休克疗法在20世纪四五十年代的名声不佳，因为患者在没有任何麻醉的情况下接受了大剂量的电流刺激，导致疼痛、骨折和其他严重的副作用。如今的电休克疗法是无痛的。它是在患者接受全身麻醉和肌肉松弛后实施的，使用小电流诱导短暂的癫痫发作，通常非常有效。许多患者在几周的时间里进行6到12个疗程。科学家目前仍不清楚它的作用机制，通常认为它可以通过改变大脑的化学物质来缓解抑郁。不幸的是，电休克治疗的效果通常不会持续很长时间。

20世纪90年代，埃默里大学的马伦·德朗和法国格勒诺布尔约瑟夫·傅立叶大学的阿利姆-路易·本·阿比德改进了脑深部电刺激疗法，用于治疗帕金森病。在治疗时，外科医生在神经环路的功能障碍区域放置一个电极，并在患者身体的其他部位植入一个向该区域发送高频电脉冲的装置——跟起搏器调节心跳的做法很像。这些脉冲阻断了一些神经元的放电，原本这些神经元的异常信号会导致帕金森病的症状。

梅伯格对这些进展很熟悉，她认为降低第25区神经元的放电速率可能会缓解抑郁症状。她通过在脑岛前区实施脑深部电刺激，治疗了25名对其他疗法没反应的抑郁症患者。她先后与多伦多大学和埃默里大学的神经外科医生团队合作，由他们向患者植入电极。当她打开手术室的电源时，几乎立即就看到了患者的心境变化。患者不再感受到抑郁症特有的无休止的精神痛苦。此外，抑郁症的其他症状也逐渐得到缓解。患者恢复了健康，并保持了长期稳定。[15]

双相障碍

双相障碍的特征是心境、思维、精力和行为的极端变化，通常在抑郁和躁狂之间来回交替。这种交替的心境将双相障碍与抑郁症区分开来。

躁狂发作的特征是心境高涨、膨胀或易怒，并伴有其他一些症状，包括活动增加、思维奔放、容易冲动和睡眠需求减少。这些表现往往与药物滥用、性生活混乱、消费过度甚至暴力等高危行为联系在一起。在躁狂发作期间，患者可能会说和做一些让自己与他人关系紧张的事情。他们可能会触犯法律或在工作中遇到麻烦。躁狂发作可能会令人恐惧，无论对双相障碍患者还是对他们身边的人来说都是如此。

大约25%的抑郁症患者会经历躁狂发作。最初的躁狂发作通常是由个人状况、环境氛围或两者共同诱发的。常见的诱因包括：积极或消极的应激性生活事件，与他人的冲突或紧张关系，被打乱的日常生活或睡眠模式，过度刺激，以及所患的其他疾病。躁狂发作过后是抑郁发作。虽然在任何形式的抑郁症中都会反复出现抑郁发作，但在双相障碍中抑郁发作的频率比在其他抑郁症中高两倍。由于双相障碍是躁狂和抑郁交替出现，这意味着躁狂发作同样频繁。

一旦开始了第一次躁狂发作（通常是在十七八岁的时候），大脑就会以我们还不了解的方式发生变化，所以即使是很小的事件也可能诱发后续的躁狂发作。在第三次或第四次躁狂发作之后，甚至不需要事件来诱发。随着双相障碍患者的年龄增长，他们的病情会恶化，两次发作之间的间隔也可能变短，特别是患者停止治疗的话。

双相障碍影响着大约1%的美国人，也即300多万人。受抑郁症影响的女性多于男性，而受双相障碍影响的男性和女性一样多。这种障碍有几种形式，最常见的形式是双相I型和双相II型。双相I型障碍患者会出现躁狂发作，有时会并发精神病，出现妄想和幻觉等症状；而双相II型障碍患者会出现轻度躁狂发作，没那么严重。有些患者会同时经历躁狂和抑郁症状，这种状况被称为混合状态。

我们不知道双相障碍的确切病因，但我们知道它的起源是复杂的，涉及遗传、生化和环境因素。我们都容易受到心境波动的影响：一件令人兴奋的事情能让我们感到欣喜，而一件令人不快的事情能让我们感到沮丧。我们中的大多数人能在很短的时间内回归正常状态。然而，同样的事件却可能导致双相障碍患者在很长一段时间内陷入极度抑郁或躁狂。在双相障碍中有两个风险因素特别重要：第一，遗传易感性，患者通常有同样患病的兄弟姐妹或父母；第二，重大应激时期。

双相障碍的抑郁发作与抑郁症相似。因此，针对抑郁症的生物学研究——应激的关键作用，抑郁症的神经环路，思维和情绪之间的失连，抗抑郁药的作用，以及心理治疗的重要性——也适用于双相障碍的抑郁阶段。不幸的是，我们对躁狂的分子基础的理解没有我们对抑郁基础的理解那么深入。

治疗双相障碍患者

双相障碍患者可能觉得自己没有必要接受持续治疗，特别是在躁狂期。例如，很难让一个彻夜未眠的18岁的孩子——精力充沛，脑子里充满了奇思妙想，思考问题迅速且到位——相信自己生病了。但随着躁狂的持续，这个孩子可能会变得思维混乱、精神失常和自我毁灭。

我们之前已经认识了凯·贾米森（图3.2），她第一次意识到自己有病是在大约17岁的时候，当时她是一名高三学生。她描述了自己的双相障碍，以及药物和心理治疗的交互作用：

在这种疯狂中有一种特别的痛苦、喜悦、孤独和恐惧。当你兴奋的时候，一切都排山倒海。各种想法和感受就像流星一样快速而频繁，你会追随它们，直到你找到更好更闪亮的想法和感受。害羞消失了，正确的话语和手势突然出现，这是一种令他人着迷的力量，一种让自己笃定的力量。在无趣的人身上找到了兴趣。感官享受无处不在，诱惑和被诱惑的欲望无法抗拒。轻松、紧张、力量、幸福、财务自由和欣喜的感受弥漫在自己的骨髓里。但

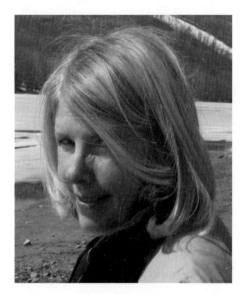

图 3.2 凯·贾米森

是，在某些地方，这种情况发生了变化。快速的想法实在太快，而且太多；不堪重负的混乱取代了清晰。记忆消失了。朋友脸上的幽默和着迷被恐惧和担忧取代。以前顺遂的一切现在都变得拂逆——你变得暴躁、愤怒、恐惧、失控，完全被困在了心灵最黑暗的洞穴里。你根本不知道那些洞穴就在那里。它永远不会结束，因为疯狂已然成为一种现实。[16]

脑功能成像研究表明，健康的大脑和双相障碍患者的大脑之间存在广泛的差异。这并不奇怪。但是，如果躁狂发作是双相障碍与抑郁症的区别，那么我们应该看到双相障碍患者大脑中存在额外或不同的变化，是这些变化导致了躁狂症状以及心境从一种状态到另一种状态的循环。然而事实上，那些确信存在的差异一直很难被记录下来。最好的洞见来自科学家试图了解治疗躁狂症最成功的方法——锂盐疗法——是如何影响大脑的。

公元前2世纪，古希腊医生索拉努斯用碱性水治疗他的躁狂症患者，现在人们知道这种碱性水中锂含量很高。1948年，澳大利亚精神病学家约翰·凯德重新发现了锂的好处，他注意到这种物质会让豚鼠暂时昏昏欲睡。凯德于1949年正式将锂引入双相障碍的现代疗法，沿用至今。

与其他用于治疗精神疾病的药物不同，锂是一种盐；因此，它不会与神经元表面的受体结合。相反，它是通过细胞膜上对外部刺激做出反应而开放的钠离子通道，主动运输到神经元中的（见第1章）。当钠离子通道打开时，钠和锂都会进入细胞。钠随后被泵出，但锂仍留在细胞内。在那里，锂可能会直接或通过与第二信使系统的交互作用来影响神经递质的活动，从而稳定波动的心境。

正如我们已经知道的，神经递质与细胞膜上的受体结合。这激活了第二信使系统，该系统将信号从受体传递到神经元内部的分子。锂可能会阻碍第二信使系统的激活，从而减少信号传输。锂还可能降低神经元对细胞内神经递质的反应性。这可以解释为什么锂在双相障碍中如此有效：它可能会降低神经元对外部和内部刺激的敏感度。此外，锂还影响调节性神经递质血清素和多巴胺，以及介导性神经递质GABA。因此，它的疗效可能归因于其广泛的神经生物学效应，而不是某种单一的机制。

锂发挥其有益作用的另一种可能方式，是通过重置过度活跃的神经元中的离子稳态。这其中的原理是：锂通过增加或降低神经元对刺激的敏感度，使神经元恢复到静息态。再一次地，锂可能直接作用于神经元的表面受体，或者通过与细胞内第二信使系统的交互作用而起作用。

针对躁狂症的锂盐疗法有一个迷人之处在于，它不会在几天内才起效，而且它的效果不会在停止治疗后立即消失。

今天，对双相障碍的治疗结合了稳定心境的药物和心理疗法。心理疗法帮助双相障碍患者认识到诱发抑郁或躁狂发作的特定情绪和环境状况，并强调管理和减轻应激的重要性。对于双相障碍的抑郁发作，如果心境稳定剂如锂盐、非典型抗精神病药或抗癫痫药不能控制，则可改用抗抑郁药治疗。虽然锂盐降低了许多患者躁狂发作的严重程度和频率，但并不是每个双相障碍患者都对锂盐有反应。此外，锂盐有令人不快的副作用。因此，我们需要找到更好的治疗方法。

心境障碍与创造力

对心境障碍和创造力之间的联系，特别是双相障碍和创造力之间关系的注意贯彻了人类历史，从古希腊一直到现代。例如，文森特·凡·高在成年后的许多时间里都患有抑郁症，并在37岁时自杀。尽管在生命的最后两年里，他遭受了重度精神抑郁和躁狂发作的折磨，但也是在这段时间里，他创作了300幅最重要的作品。这些作品在现代艺术史上具有很高价值，因为凡·高使用色彩不是为了表现真实的自然，而是任性地传达心境。

对当代艺术家和作家的实证研究发现，这些群体的双相障碍发病率很高。我们将在第6章进一步探讨创造力与心境障碍之间的关系。

心境障碍的遗传学

在很大程度上，我们的基因决定了我们是否有可能患上某种心境障碍。正如我们在第1章中看到的，对分开抚养的同卵双胞胎的研究——将先天和后天影响分离的最佳方式——表明，如果双胞胎中有一个患有双相障碍，则另一个患病的概率为70%。如果是抑郁症，这种可能性是50%。

科学家最近发现，抑郁症、双相障碍、精神分裂症和孤独症等复杂的大脑障碍共享一些遗传变异，这些变异会增加患上这些障碍的风险。因此，双相障碍是遗传和发育因素与环境因素交互作用的产物。科学家还发现了两个基因，它们可能会同时增加患精神分裂症和心境障碍的风险。所以，很明显，没有任何单个基因会显著影响双相障碍或精神分裂症的发展。有许多不同的基因参与其中，它们与环境因素一道以一种复杂的方式协同工作。我们将在第4章更详细地讨论遗传学研究的这些及其他发现。

最近，一个国际研究小组分析了2266名双相障碍患者和5028名无双相障碍的可比较个体的遗传学信息。他们将这些信息与先前研究中其他上万人的信息合并在一起。该数据库总共包括9747名双相障碍患者和14278名无双相障碍人士的遗传学材料。

研究人员分析了大约230万个不同的DNA区域，通过搜索找到了五个看上去与双相障碍有关的区域。[17]其中两个区域包含可能使人易患双相障碍的新候选基因，一个位于5号染色体，另一个位于6号染色体；其余三个区域以前只是怀疑与双相障碍有关，如今得到了证实。一个新发现的基因ADCY2特别令人感兴趣。这个基因监控着一种促进神经信号传导的酶的生产，这一发现与双相障碍患者大脑某些区域的信息传递受损的观察结果非常吻合。

正如这个研究小组所做的，鉴定出使我们易患双相障碍的基因，是理解心境障碍如何发展的重要一步。一旦我们了解了它们的生物学基础，我们就可以开始研究更有效和更精准的靶向治疗。我们还可以识别出有风险的个体，从而进行更早的干预，并找出那些与基因交互作用造成心境障碍的环境因素。最后，通过了解心境障碍的生物学，我们也开始了解构成我们日常情绪健康的正常心境状态的生物学基础。

展望未来

我们对抑郁症和双相障碍的遗传学理解仍然处于早期阶段。毕竟，这些都是非常复杂的疾病。它们破坏了负责情绪、思维和记忆的大脑结构之间的连接，而这些连接对我们的自我感至关重要。这就是心境障碍患者会体验到如此多的心理和生理症状的原因。直到最近，神经科学家才能够实时观察患有这些障碍的人的大脑中发生了什么，从而提供了将遗传学、脑生理学和行为学联系起来的可能性。

不过，我们在其他研究领域取得了巨大进展，特别是对抑郁症的研究，包括：找到抑郁症的神经环路，使用脑深部电刺激改变该环路中神经元的放电，观察负责情绪和思维的大脑结构之间的失连，理解心理治疗的生物学本质等。这些和其他进展一起使心境障碍患者的治疗方法得到了改善。

今天，有了持续的预警、适当的治疗，以及见多识广的临床医生的专业性和同情心的帮助，大多数心境障碍患者都可以重拾和保持情绪平衡，并与他人一起生活。在家人和朋友的理解下（既理解患者的体验，又理解疾病的科学知识），人际关系的损害是可以避免或得到修复的。由于我们获得了对自我的生物学理解，心境障碍已经成为可以治疗的疾病。

4 精神分裂症
——多基因与环境共同影响大脑发育

精神分裂症可能在出生前就开始了，但通常要到青春期后期或成年早期才会显现。当精神分裂症出现时，它往往会对构成我们自我感基础的思维、意志、行为、记忆和社会互动产生毁灭性影响，而这正是年轻人开始走向独立的时期。与抑郁症和双相障碍一样，精神分裂症是一种复杂的精神障碍，影响大脑的许多区域，最终破坏自我的完整性。

精神分裂症的生物学尤其难以厘清，因为这种障碍对大脑和行为有着广泛影响。本章介绍了到目前为止脑科学家对精神分裂症所能做出的发现：它扰乱了大脑中的哪些环路，患者可以得到哪些治疗方法，以及这种障碍背后有哪些遗传和发育因素。基于对这种疾病所做的大量遗传学研究，新兴观点认为精神分裂症是一种神经发育障碍，但与孤独症不同的是，它在患者长大之后才表现出来。

遗传学和脑成像方面的新近技术进步使科学家对精神分裂症的生物学有了新的洞见。基于这些进步，现在我们开始了解精神分裂症是如何影响大脑的，并开发动物模型来测试特定的假设，探索疾病是如何开始的。这些新近进步可能会为精神分裂症的早期干预和治疗提供一条途径。

精神分裂症的核心症状

　　精神分裂症会产生三类症状，其中每一类症状都是由大脑不同区域的紊乱引起的。这使得精神分裂症成为一种特别难以理解和治疗的障碍。

　　精神分裂症的阳性症状之所以称作"阳性"，是因为它们代表了精神分裂症患者所具有的新的行为类型；阳性症状是与这种疾病最常联系在一起的症状，通常也是患者身上最先得到识别的症状。精神分裂症的阳性症状表现为意志和思维的混乱。混乱的思维使人脱离现实，导致知觉和行为上的改变，如产生幻觉和妄想。这些症状能发展到可怕的程度，不仅对患者是如此，对目睹患者症状的人也是如此。阳性症状是精神分裂症患者遭到污名化的一个主要原因。

　　英国艺术家路易斯·韦恩通过他所画的猫传达了他对精神分裂症阳性症状（特别是知觉改变）的体验（图4.1）。正如克雷佩林所认识到的，也正如我们将在第6章看到的，有些精神分裂症患者会在患病后破天荒地展现出非凡的艺术才能。于是，有的艺术家在患上精神分裂症后可能会继续画画，而一些从未画过画的精神分裂症患者可能会把绘画作为一种表达自己感受的方式。

　　幻觉是最常见的阳性症状，它可以是视觉的，也可以是听觉的。幻听非常令人困扰：患者听到一些声音对他们做出了严厉的批评，有时甚至是对他们的辱骂。这些声音可能会导致他们伤害自己或他人。妄想和毫无事实根据的错误信念也很常见。

在几种类型的妄想中，最常见的是偏执型妄想。患者经常感觉别人想要抓住他们，跟踪他们，或者试图伤害他们。患者相信有人试图给他们下毒，特别是通过他们吃的药来下毒，这种妄想并不少见。

另一种非常常见的妄想涉及被牵连或被控制。患者觉得他们正从电视或收音机里接收专门发给他们的特殊信息；他们经常觉得别人可以控制他们的思想。此外，患者还可能有夸大妄想，感到自己拥有特殊能力。

精神分裂症的阴性症状通常出现在阳性症状之前，表现为社交退缩和缺乏动力。但在一个人经历精神病发作之前，它们

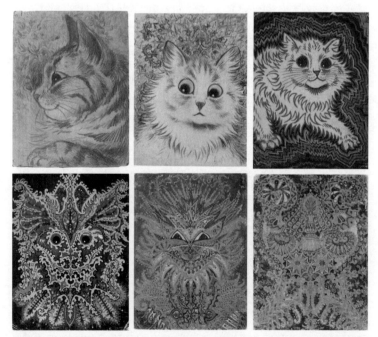

图 4.1　患有精神分裂症的艺术家路易斯·韦恩（1860—1939）画的猫。

通常被忽视了。社交退缩可能并不意味着真的避开人群，而是把自己隔离起来，包裹在一个独立的世界里。缺乏动力则明显表现为无精打采和冷漠。

精神分裂症的认知症状反映了患者在意志力、组织生活的执行力、工作记忆（短期记忆的一种形式）等方面的问题，还表现出痴呆的早期特征。患者有时不能集中思想，或者不能跟上思路。此外，他们可能无法做好在工作中取得成功或维持与他人关系所需的日常事务。因此，他们很难保住工作，也很难结婚和养育孩子。

对未经治疗的精神分裂症患者的大脑扫描显示，随着时间的推移，大脑皮层中包含神经元胞体和树突的灰质会微妙但可察觉地减少。科学家认为，这种导致精神分裂症认知症状的灰质减少，是发育过程中对树突的过度修剪造成的，由此导致神经元之间突触连接的减少，我们将在本章后面再谈。

为了了解精神分裂症的这些症状何其彻底地让我们放松对现实的掌控，破坏我们的独立性和自我感，不妨把目光投向一位患者：南加州大学法学教授兼萨克斯精神卫生法律、政策和伦理研究所创始人艾琳·萨克斯（图4.2）。2007年，萨克斯出版了一本书，名为《我穿越疯狂的旅程》，她在书中坦率而动人地描述了她所经历的精神分裂症，并恳求我们不要对精神分裂症患者施加限制，而是让他们找到自己的限制。2015年9月，她被授予麦克阿瑟基金会天才奖。她描述了自己最初精神病发作的可怕经历：

现在是星期五晚上十点。我和我的两个同学坐在耶鲁法学院图书馆里。他们对坐在这里感到不太高兴；毕竟马

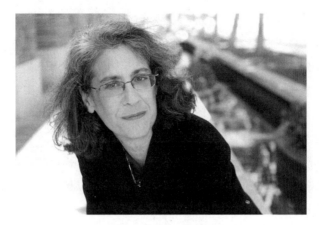

图4.2 艾琳·萨克斯

上是周末，他们有很多其他有趣的事情可以做。但我决定开小组会议。我们有一份备忘录作业；我们必须处理它，必须完成它，必须搞定它，必须……等一下，对，等等。"备忘录就是灾难，"我宣布，"他们提出了某些观点。观点就在你头上。你杀过人吗？"

我的学伴看着我，仿佛他们——或者我——被泼了一身冰水。"这是个玩笑，对吧？"其中一人问道。"你在说什么，艾琳？"另一个人问道。

"哦，和往常一样。天堂，地狱。谁是什么，什么是谁。嘿！"我说着就从椅子上跳了起来，"我们到屋顶上去吧！"

我几乎是冲刺着跑到最近的一扇大窗户前，爬过它，又爬上屋顶，几分钟后，两位不情愿的"犯罪同伙"跟了上来。"这才是真正的我！"我宣布，举起双臂在头顶上挥舞，"来佛罗里达的柠檬树吧！来佛罗里达的阳光灌木丛吧！他们在那里做柠檬。那里有恶魔。嘿，你们这是怎么了？"

"你吓到我了。"其中一人脱口而出。经过片刻犹豫之后，另一人说："我要回到里面去了。"他们看起来很害怕。他们是见到鬼了还是别的什么？嘿，等一下——他们正从窗户爬回去。

"你们为什么要回去？"我问道。但他们已经进去了，留下我一个人。几分钟后，我有点不情愿地从窗户爬了回来。

当我们再次围着桌子坐定后，我小心翼翼地把课本堆成一座小山，然后重新整理我的笔记。然后我再次重新整理它们。我能看到问题所在，但我看不到解决方案。这非常令人担忧。我说："我不知道你们有没有和我一样的经历，就是文字在笔记本内页上跳来跳去。我认为有人渗入了我的案例集副本。我们得好好打量这里。我不相信关节①，但它们确实将你的身体连接在了一起。"我从笔记中抬起头来，看到我的两位学伴正盯着我。"我……我得走了。"其中一个说。"我也是。"另一个说。他们似乎很紧张，匆忙收拾东西离开，含糊其词地承诺稍后再来找我完成备忘录。

我躲在书堆之间一直到午夜以后，坐在地板上喃喃自语。图书馆变得安静了。灯正一盏盏地被关掉。我害怕被锁在里面，终于匆匆起身离开，在昏暗的图书馆里飞速穿

---

① 上一句的"好好打量这里"原文是"case the joint"，是一个俚语；这一句则是字面意义上的"关节"（joint）。这反映了作者思维的混乱。

行，以免被任何保安人员看到。外面一片漆黑。我不喜欢
走回宿舍的感觉。一旦到了宿舍，我就再也睡不着了。我
的脑袋里充满了噪声。太多的柠檬、法律备忘录，还有我
要承担责任的大屠杀。我必须干活。我无法干活。我无法
思考。[1]

精神分裂症的历史

正如我们在第3章所了解的，现代科学精神病学的创始人
埃米尔·克雷佩林将主要的精神疾病分为心境障碍和思维障碍。
他之所以能够做出这样的区分，是因为他不仅在自己的心理疾
病研究中有着非常敏锐的临床观察，而且还把他在实验心理学
先驱威廉·冯特的实验室里所受的训练带到了研究中。在整个
职业生涯里，克雷佩林一直致力于将精神病学的概念建立在良
好的心理学研究的基础上。

克雷佩林将原发性思维障碍称作早发性痴呆，即年轻人的
痴呆，因为它比阿尔茨海默痴呆开始得更早。瑞士精神病学家
欧根·布洛伊勒几乎马上对这一术语提出了异议。布洛伊勒认
为痴呆只是这种疾病的一个组成部分。此外，他的一些病人是
在晚些时候才患上这种疾病的。另一些病人在患病多年后表现
良好：他们能够工作并拥有家庭生活。出于这些原因，布洛伊
勒把这种疾病称作精神分裂症。他认为精神分裂症是一种心智
分裂——在认知和动机引发的感受中迷失了方向。他使用复数
名词来表示这种疾病包含若干种障碍。布洛伊勒的观点是我们
理解这种疾病的基础，他的定义沿用至今。

对精神分裂症患者的治疗

精神分裂症并不是一种罕见障碍。它影响着全球约1%的人和全美约300万人。患者不分阶级、种族、性别或文化，严重程度差别很大。一方面，许多重度精神分裂症患者难以形成或维持人际关系，难以工作，甚至难以独立生活。另一方面，一些病情较轻的人，如作家杰克·凯鲁亚克、诺贝尔经济学奖获得者约翰·纳什和音乐家布赖恩·威尔逊，都有着令人瞩目的职业生涯。他们的症状大多通过药物和心理治疗得到了控制。

为治疗精神分裂症而开发的药物最初专注于缓解这种障碍的阳性症状，即精神病性症状：幻觉和妄想。抗精神病药已经相当有效；事实上，我们今天拥有的大多数药物都能在一定程度上缓解高达80%的精神分裂症患者的阳性症状。然而，抗精神病药对这种疾病的阴性和认知症状并不是很有效——这些症状对患者来说可能是最有害和最使人虚弱的。

心理治疗也是精神分裂症患者的基本治疗方法。有趣的是，心理治疗现在也被先发制人地用于认知和阴性症状，试图预防那些被认为有发作风险的青少年和年轻人出现精神病性症状。心理治疗可以完成的许多事情之一是，帮助患者认识到他们患有一种障碍、一种疾病：他们不是坏人，而是会出现妄想或幻觉的好人。

生物治疗

当第一种有效的药物问世时，科学家就对精神分裂症的生物学有了初步了解，这跟他们了解抑郁症的生物学的情况类似。在这两种情况下，第一种治疗药物都是偶然出现的，它们原本用于解决另一个问题。

那时，在罗讷–普朗克制药公司工作的法国化学家保罗·查彭蒂埃已经着手研究一种抗组胺药，他希望这种药既能有效对抗过敏，又不会像已有的抗组胺药那样产生大量副作用。他在1950年开发的药物名为托拉嗪（其通用名称是氯丙嗪）。当托拉嗪进入临床试验时，每个人都对它的效果感到惊讶：它让人变得平静和放松。

两位法国精神病学家皮埃尔·德尼凯和让·德莱注意到托拉嗪的镇静作用，决定给他们的精神病患者服用这种药物。结果证明这是灵丹妙药，对他们的精神分裂症患者来说更是如此。到1954年，当美国食品药品监督管理局批准该药物时，仅在美国就有200万人接受了托拉嗪的治疗。他们中的许多人得以离开州立精神病院。

托拉嗪最初被认为是一种镇静剂，可以在不过度镇静的情况下安抚患者。到1964年，可以确定的是，托拉嗪和相关药物对精神分裂症的阳性症状产生了特定效果：它们减轻或消除了妄想、幻觉和某些类型的思维混乱。此外，如果患者在病情缓解期服药，这些抗精神病药往往可以降低复发率。不过，这些药物也有明显的副作用，包括出现帕金森病的典型神经症状。服药者会手部震颤，走路时身体前倾，还感到身体僵硬。

科学家最终开发出了神经副作用更少也更轻的新药。这些药物包括氯氮平、利培酮和奥氮平，它们都能有效地控制精神分裂症的阳性症状。但只有氯氮平被认为比早期的抗精神病药在治疗阴性和认知症状方面更有效，虽然只是稍胜一筹。这些更新的药物被称作"非典型"抗精神病药，因为与更早的"典型"药物相比，它们产生的帕金森样副作用较少。

典型抗精神病药是如何起作用的？第一条线索来自对其神经副作用的分析。由于这些药物对运动产生的影响与帕金森病相同，而后者是由于调节性神经递质多巴胺缺乏引起的，科学家据此推断，这些药物可能通过减少大脑中的多巴胺来发挥作用。他们还进一步推断，导致精神分裂症的部分原因可能是多巴胺的过度作用。换句话说，减少大脑中的多巴胺可能同时解释了药物的疗效和副作用。

这是怎么回事呢？一种药物怎么会既产生不良影响又产生良性影响呢？这取决于药物在大脑的哪个部位起作用。

当神经元向突触释放多巴胺时，多巴胺通常是与目标神经元上的受体相结合。如果这些受体被抗精神病药阻断，多巴胺的作用就会减弱。事实证明，许多典型抗精神病药都是通过阻断多巴胺受体来发挥作用的。这一发现支持了下述观点，即过量产生的多巴胺或过多的多巴胺受体是导致精神分裂症的重要因素。它还支持了在帕金森病研究中提出的多巴胺缺乏会导致运动异常的观点。因此，了解多巴胺在精神分裂症中的作用也让我们对这种神经递质的正常功能有了更多了解。

大多数产生多巴胺的神经元位于中脑的两个区域：腹侧被盖区和黑质。从这两个神经元簇向外延伸的轴突形成了称作多巴胺能通路的神经环路。在这些多巴胺能通路中，中脑边缘系统通路和黑质纹状体通路是影响精神分裂症的两条主要神经通路，因此也是寻找治疗方法时要考察的最重要通路（图4.3）。

中脑边缘系统通路从腹侧被盖区延伸到前额叶皮层的部分区域、海马体、杏仁核和伏隔核。这些区域对思维、记忆、情绪和行为都很重要，而精神分裂症会对这些心理功能产生负面影响。黑质纹状体通路始于黑质，延伸到背侧纹状体（一个与

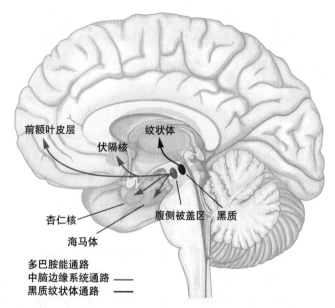

图 4.3 受抗精神病药影响的两条多巴胺能通路：中脑边缘系统通路和黑质纹状体通路。产生多巴胺的神经元集中在腹侧被盖区和黑质，前者沿中脑边缘系统通路传递多巴胺，后者沿黑质纹状体通路传递多巴胺。

空间和运动功能有关的脑区）。帕金森病患者就是这条通路发生了退化。抗精神病药对这两条通路都起作用，这就解释了药物为何既能产生治疗效果，又会产生不良副作用。

为了测试典型抗精神病药阻断多巴胺受体这一观点的有效性，科学家们必须确定药物发挥作用的特定多巴胺受体。已知的多巴胺受体有五种主要类型，从 D1 到 D5。研究发现，典型抗精神病药对 D2 受体有很高的亲和力；非典型抗精神病药对 D2 受体的亲和力较低。

D2 受体通常大量存在于纹状体，在杏仁核、海马体和大脑皮层的部分区域也有少量存在。研究表明，大规模阻断黑质纹状体通路中的D2受体会导致纹状体区域中的多巴胺太少，而该区域需要足够的多巴胺才能维持人的正常运动。这就解释了典型抗精神病药的帕金森样效应。非典型抗精神病药也会阻断纹状体中的D2受体，但这些药物对D2受体的亲和力较低，它们阻断的D2受体较少，因此运动功能不受影响。

非典型抗精神病药与典型抗精神病药的另一个不同之处在于，前者的亲和力更加多样化。非典型抗精神病药可以与D4多巴胺受体结合，也可以与其他调节性神经递质（特别是血清素和组胺）的受体结合。这种反应上的多样性增加了精神分裂症与血清素能和组胺能通路异常存在关联的可能性，就像多巴胺能通路的异常那样。

早期干预

对于任何医学障碍，早期干预都是改善治疗的关键。科学家已经成功鉴定出导致心脏病发作的高危生活方式，并开发了相应的干预措施。为什么不对精神分裂症做同样的干预呢？

我们知道，遗传和环境因素在出生前和婴幼儿期就会作用于发育中的大脑，从而增加患精神分裂症的风险，所以，也许我们最终能够在疾病显现之前就确定这些因素并进行干预。我们将在后文看到，一种作用于发育中大脑的遗传变异已经得到了鉴定。此外，计算机脑成像有时可以指示多巴胺活动增加的区域，这可能是发展成精神分裂症之前的生物学标记。

正如我们已经看到的，精神分裂症的首次发作通常是在青春期后期或成年早期，这是一个日常生活中的应激就能使人不堪重负的时期。如果立即开始接受治疗，年轻人通常可以稳定下来。然而，更常见的情况是，他们直到生病几年后才寻求治疗。此外，如果精神分裂症患者停止服药，那对多巴胺能通路和其他神经环路的调控将受到扰乱，患者会再次开始出现症状。

到目前为止，最有希望的预防性疗法是为那些出现精神分裂症早期迹象（称作前驱期）的青少年和年轻人提供认知心理治疗。不幸的是，第一次精神病发作之前的这些迹象不是很明显。年轻人可能有轻微的抑郁，不能像往常一样很好地处理应激，或者感到没往常那么拘束——经常大声说出自己在想什么。我们已经知道，常见的精神障碍往往以日常行为的夸张为特征，因此最初的细微变化可能很难辨认。

预防性疗法旨在帮助年轻人建立前额叶皮层的认知能力和执行功能，用以调控他们的行为控制能力。这会提高他们管理日常应激的能力，使他们更有效地组织自己的生活，从而降低他们未来精神病发作的可能性。

导致易患精神病的解剖学异常

环境因素如营养不良、受到感染或暴露在应激、毒素中，在女性怀孕期间可能会与基因交互作用，从而增加胎儿发育出功能异常的多巴胺能通路的风险。出现故障的通路为多年后发展成精神分裂症埋下了隐患，届时青少年的大脑会产生过量的多巴胺来应对日常生活的应激。

怀孕期间遇到此类负性环境事件或状况，还可能影响胎儿前额叶皮层某些介导思维和执行功能的环路的发育方式。这些神经环路的异常会导致精神分裂症患者的认知症状，特别是工作记忆紊乱。

你可以把工作记忆看作是在短时间内记住那些指导你的思维或行为所需信息的能力。现在，你正在使用你的工作记忆来记住你刚刚读到的要点，这样你往下读才会顺理成章。工作记忆受损会让你很难做到这一点，也会让你很难计划好一天或保住一份工作。

从童年期到青少年后期，工作记忆随着时间的推移逐渐发展得更好。那些10到15年后被诊断出精神分裂症的7岁儿童，此时还具有正常的工作记忆。但到了13岁，他们的工作记忆已经远远低于该发展阶段的正常水平。工作记忆的一个关键成分是前额叶皮层的锥体神经元，之所以称作锥体神经元，是因为这些神经元胞体的形状大致像一个三角形。除此之外在其他各方面，这些细胞在结构和功能上都与别的神经元相似。

我们已经知道，神经元沿着轴突向外发送信息，轴突与靶细胞的树突形成突触连接。锥体神经元的大多数突触位于树突的小突起（称作树突棘）上。一个神经元上树突棘的数量大致反映了它所接收信息的数量和丰富程度。

在妊娠晚期，胎儿的锥体神经元上开始形成树突棘。从那时起到出生的最初几年，树突棘的数量及其上的突触数量迅速增加。事实上，三岁幼儿的大脑包含的突触数量是成人大脑的两倍。大约从青春期开始，突触修剪会移除大脑没有使用的树突棘，包括实际上对工作记忆没有帮助的树突棘。突触修剪在青春期和成年早期变得特别活跃。

在精神分裂症患者脑中，突触修剪似乎在青春期乱了套，剪掉了太多树突棘（图4.4）。这样一来，前额叶皮层中的锥体神经元留下的突触连接太少，无法形成强大的神经环路来实现足够的工作记忆和其他复杂的认知功能。这一针对精神分裂症的过度修剪假说最早是由现供职于加州大学戴维斯分校的欧文·范伯格提出的[2]，后经匹兹堡大学的戴维·刘易斯和吉尔·格劳西尔证实[3]。还有一种类似的缺陷也被认为会影响精神分裂症患者海马区的锥体神经元，从而对记忆产生不利影响。

　　由于突触修剪的目的是清除大脑中未使用的树突，刘易斯推断，过度修剪可能源自没有足够的树突发挥作用，也就是说，可能是某些因素阻止了锥体神经元接收足够的感觉信号，所以

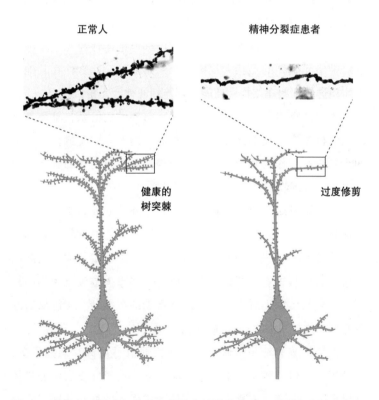

图 4.4 正常人和精神分裂症患者脑中修剪锥体神经元树突上的突起，也即树突棘。

树突棘无法保持忙碌及正常功能。在这种情况下，可能的罪魁祸首是丘脑，它本应该将感觉信号中继到前额叶皮层。如果丘脑没有把工作做好，那可能是因为丘脑本身失去了一些细胞。事实上，一些研究发现精神分裂症患者的丘脑比正常人的要小。

因此，精神分裂症呈现出与抑郁症或双相障碍截然不同的问题。正如我们在第3章中看到的，后两者由功能性缺陷引起，在此情形下，正确构建的神经环路不能正常工作，但这样的缺陷通常是可以逆转的。而精神分裂症，就像孤独症谱系障碍一样涉及一种解剖学缺陷，在此情形下，某些神经环路不能正常发育。为了弥补精神分裂症的解剖学缺陷，科学家必须想出一些方法，要么在发育过程中干预突触修剪，要么过后创造出化合物刺激新的树突棘生长。

精神分裂症的特征还包括其他解剖学异常——大脑颞叶、顶叶皮层和海马体的灰质层变薄，以及侧脑室（承载脑脊液的中空空间）扩张。侧脑室扩大可能继发于皮层灰质的丢失。就像过度的突触修剪一样，这些大脑异常在生命早期就会出现，这表明它们促进了精神分裂症的发展。解剖学异常的存在及其与认知症状的平行显现，强化了长期以来的一个观点，即精神分裂症的认知症状源于大脑皮层灰质的功能异常。

精神分裂症的遗传学

如果你的同卵双胞胎兄弟姐妹患有精神分裂症，那么无论你俩是一起长大还是分开长大的，你都有约50%的概率患上这种疾病。你患精神分裂症的风险远远高于普通人群，后者每100人中有1人会患上这种疾病。双胞胎数据告诉我们两件事：第一，精神分裂症有很强的遗传成分，而不管环境如何；第二，这些基因单独起不了作用，因为风险不是100%。基因和环境必须交互作用才能导致这种疾病（图4.5）。

近年来，许多科学家和数以万计的精神分裂症患者及其家人共同参与了一项合作，以期了解这种疾病的遗传风险。他们想知道是什么基因导致了精神分裂症患者的大脑异常，这些基因又介导了什么样的功能。[4]他们发现，尽管这种疾病的症状直到青春期后期才显现，但许多与精神分裂症有关的基因在出生前就对发育中的大脑发挥了作用。这一发现与下述事实是一致的：人在生命早期很容易受到环境风险因素的影响，尽管他们要到很久以后才出现患病迹象。

科学家最近开始意识到，导致孤独症、精神分裂症或双相

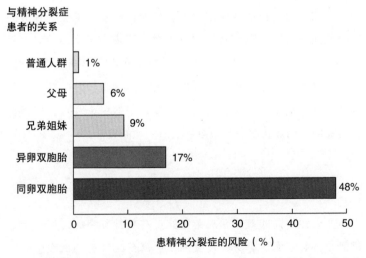

图4.5 患精神分裂症的遗传风险。如图所示，普通人群患精神分裂症的风险为1%，若亲属患有精神分裂症则风险更高，同卵双胞胎的风险几乎达到50%。

障碍等复杂障碍的遗传变异可能是常见的，也可能是罕见的。常见变异是指在许多世代以前就被引入人类基因组中且现存于世界上超过1%的人口中的变异，这些变异被称作多态性。罕见变异或突变发生在不到1%的世界人口中。无论是常见还是罕见变异都会增加导致某种疾病或发育障碍的可能性。每种类型的变异都会使人易患精神分裂症。

疾病的罕见变异机制表明，一个人基因组中的罕见突变会极大地增加此人患上相对常见障碍的风险。正如我们在第2章中所见，染色体结构的一个罕见变化，即拷贝数变异，会显著增加患孤独症谱系障碍的风险。精神分裂症也是如此——事实上，会增加患孤独症谱系障碍风险的7号染色体上的拷贝数变异，同样会增加患精神分裂症的风险。此外，与孤独症谱系障碍的情况一样，罕见的DNA新生突变——自发发生在父亲精子中的突变——增加了患精神分裂症和双相障碍的风险。年长男性的精子持续分裂，这些精子也经历更频繁的突变，因此，年长的父亲比年轻的父亲更有可能生下将来会患精神分裂症的孩子。

疾病的常见变异机制表明，当若干不同基因的许多常见多态性共同作用时，患精神分裂症和孤独症谱系障碍的风险都会增加。与罕见突变会对风险产生过大影响不同，这些常见变异中的每一个都只会产生非常小的影响。常见变异机制最有力的证据来自前述对精神分裂症的合作研究。这些科学家研究了精神分裂症与数万人基因组中数以百万计的常见变异之间的联系，找到了大约100个与精神分裂症有关的基因变异。在这一点上，精神分裂症的遗传学原理与其他常见医学疾病如糖尿病、心脏病、脑卒中和自身免疫性疾病的别无二致。

有一段时间，疾病的罕见变异和常见变异机制被认为是相互排斥的，但最近对孤独症、精神分裂症和双相障碍的研究表明，每种障碍都有潜在的遗传风险，这种风险与由拷贝数变异或新生突变引起任何罕见遗传变异的风险相去甚远（见第1章表1）。例如，患精神分裂症的潜在风险是1%，或者说普通人群中每100人会有1人患病。每种障碍的罕见和常见遗传变异对潜在风险的相对贡献有所不同，但某些特征似乎是普遍存在的。常见变异中的每一个都只有很小的风险，却导致相对较多的人患病；而罕见变异中的每一个都有更大的风险，却通常导致不到1%的人患病。

也许在精神分裂症遗传学的大规模合作中最令人惊讶的新近发现是，造成患精神分裂症风险的一些基因同样也会造成患双相障碍的风险。不仅如此，另一组造成患精神分裂症风险的基因，也会造成患孤独症谱系障碍的风险。

所以，我们这里有三种不同的疾病——孤独症、精神分裂症和双相障碍，它们共享着一些遗传变异。这种重叠表明，这三种障碍在生命早期还有其他共同的特征。

缺失的基因

每4000个婴儿中就有一个的基因组在出生时缺少22号染色体的一段。丢失的DNA数量可能有所差异，通常涉及大约300万个DNA构建单元（也就是碱基对），这会导致30到40个基因丢失。因为缺失的DNA来自该染色体中部附近的q11位置，所以缺失者被称为患有22q11缺失综合征。

这种综合征可能导致多变的症状。几乎每个缺失者都有头部和面部异常，如唇裂或腭裂，超过一半的人患有心血管疾病。

他们还表现出认知缺陷，从工作记忆和执行功能受损，到轻度学习障碍和精神发育迟缓。患有这种综合征的成人大约有30%被诊断患有精神障碍，包括双相障碍和焦虑障碍。但到目前为止，最普遍的障碍是精神分裂症。事实上，22q11缺失综合征患者患精神分裂症的风险是普通人群的20到25倍。

为了找出哪些基因可能导致与该综合征相关的各种医学问题，科学家找到一种动物来为这种缺失造模。结果发现，小鼠16号染色体上的一个DNA片段几乎包含了人类22号染色体q11区域的所有基因。通过从不同小鼠身上删除该片段的不同部分，科学家能够造出人类综合征的几种小鼠模型。

模型显示，一种转录因子（参与基因表达的蛋白质）的缺失导致人类遭受许多非精神类医学疾病，包括腭裂和一些心脏缺陷。许多科学家目前正在使用小鼠模型来确定22q11区域内的哪些特定基因缺失会导致精神分裂症。考虑到缺失者中精神分裂症的患病率，科学家鉴定出这些基因的概率很大。

1990年，当时在爱丁堡大学工作的戴维·圣克莱尔和同事公布了一个心理疾病患病率很高的苏格兰家族。[5]该家族中有34名成员携带所谓的常染色体平衡易位。这意味着两条不同源的常染色体片段已经断裂并交换了位置。在34名携带这种特殊易位的家族成员中，5人被诊断为精神分裂症或分裂情感障碍（精神分裂加躁狂和/或抑郁症），7人被诊断为抑郁症。

研究人员确定了两个断裂易位的基因：精神分裂症断裂基因1（*DISC1*）和精神分裂症断裂基因2（*DISC2*）。虽然这种特殊的易位只见于这一个家族，但该家族异常高的精神障碍发病率表明，这两个基因以及其他接近染色体断裂区域的基因，可能导致了精神分裂症和心境障碍中的精神病症状。两组不同的研究人员还都发现了另外一条遗传线索：DISC1基因中的一些多态性经常一起出现，似乎增加了患精神分裂症的风险。[6]到目前为止，研究主要集中在DISC1基因上，因为DISC2基因不产生蛋白质；然而，DISC2基因被认为在调控DISC1基因方面发挥了作用。

通过对果蝇和小鼠的大量研究发现，DISC1基因会影响整个大脑中的各种细胞功能，包括细胞内信号传导和基因表达。DISC1基因对发育中的大脑尤其重要：它帮助神经元迁移到胎儿大脑中的适当位置，帮助它们定位自己并分化成各种类型的细胞。DISC1基因的断裂，会损害其执行这些关键发育功能的能力。

综上所述，小鼠模型非常清楚地表明，DISC1基因的功能受损会导致精神分裂症的典型缺陷。此外，所有模型都显示出与在精神分裂症患者身上观察到的相似的大脑结构变化。例如，对其中一个模型的脑成像研究显示出类似精神分裂症患者的侧脑室扩大和皮层变薄。另一个模型则显示，在出生后不久损坏该基因的功能，会导致成年动物出现异常行为。DISC1基因在精神分裂症中的明显作用及在小鼠身上的研究结果，与精神分裂症是一种大脑发育障碍的观点相一致。

基因与过度的突触修剪

正常的突触修剪，即大脑修剪神经元之间不必要的连接，在青春期和成年早期非常活跃，主要发生在前额叶皮层。我们已经知道，精神分裂症患者大脑该区域的突触比正常人的要少，所以研究人员长期以来一直怀疑精神分裂症患者存在过度的突触修剪。

最近，哈佛医学院的麦卡罗尔、史蒂文斯、塞卡尔和他们的同事提供了进一步的证据来支持这一观点。他们还描述了修剪可能出错的方式和原因，并鉴定出了从中起作用的基因。[7]

研究人员专注于人类基因组的一个特定区域——主要组织相容性复合体（MHC）。这个基因复合体位于6号染色体上，编码用于识别外来分子所必需的蛋白质，这是人体免疫反应的关键步骤。在之前的遗传学研究中，MHC与精神分裂症密切相关，它包含一种名为C4的基因。C4基因的活性，也就是它的表达水平，在个体之间存在显著差异。研究人员想找出C4基因的变异如何与其表达水平相关，以及其表达水平是否与精神分裂症相关。

麦卡罗尔、史蒂文斯、塞卡尔及其同事分析了超过6.4万患有和不患有精神分裂症的人的基因组，发现精神分裂症患者更有可能携带一种特殊的C4基因变体，即C4-A。这一发现表明，C4-A可能增加患精神分裂症的风险。

早期的研究发现，MHC中的基因产生的蛋白质在免疫中起作用，并参与正常发育过程中的突触修剪。这就提出了一个关键问题：C4-A基因产生的蛋白质到底起什么作用？为了回答这个问题，科学家培育了不携带这种基因的小鼠。他们观察到这些小鼠的突触修剪低于正常水平，表明这种蛋白质的作用是促进修剪，而过多的蛋白质会导致过度修剪。在对这些小鼠的研究中，麦卡罗尔、史蒂文斯、塞卡尔及其同事还发现，在正常发育过程中，C4-A蛋白标记了需要修剪的突触。C4基因越活跃，删除的突触就越多。

总之，这些研究表明，C4-A变体的过度表达会导致过度的突触修剪。在青春期后期和成年早期，正常的突触修剪开始变得过度，过度修剪改变了大脑的解剖学结构，解释了精神分裂症发病较晚的原因，以及精神分裂症患者前额叶皮层变薄的原因。

携带促进过度修剪的一种基因变体，本身并不足以导致精神分裂症；许多其他因素也在起作用。但在人类的一个小型子群体中，研究人员发现一种特殊的基因（C4-A基因）会引起导致精神分裂症的解剖学变化。因此，麦卡罗尔、史蒂文斯、塞卡尔及其同事让我们第一次在精神分裂症的病因学上取得了真正进展，这个进展最终可能带来新的疗法。此外，诸如此类的重要研究会启发其他研究人员，他们也试图利用遗传学来增进我们对精神障碍的理解。[8]

精神分裂症认知症状的造模

前面我们已经得知，过量产生的多巴胺可能导致精神分裂症的发展，抗精神病药通过阻断中脑边缘系统通路中的多巴胺受体来产生效果。我们还了解到，脑成像研究发现精神分裂症患者的纹状体中有更多的多巴胺和D2受体。此外，至少对一些人来说，D2受体的数量超过正常水平可能是由基因决定的。基于这些发现，埃莉诺·辛普森、克里斯托夫·凯伦东克和我着手确定纹状体中过多的D2受体是否会导致精神分裂症的认知症状。[9]

为此，我们创建了带有一种人类基因的小鼠模型，该基因在纹状体中表达过量的D2受体。我们发现，这种转基因会像损害精神分裂症患者的认知过程那样损害小鼠的认知过程。此外还发现小鼠缺乏动机，这是精神分裂症阴性症状的特征。不过最有意思的结果是，一旦关闭该转基因，小鼠的动机缺陷就消失了，而认知缺陷却没有消失——它们在很长一段时间后仍然存在。事实上，仅在产前发育期间让该转基因起作用，就足以导致成年期的认知缺陷。

这些发现揭示了三个重要的新观点。

首先，由于D2受体过多造成的多巴胺在中脑边缘系统通路中的过度活动，可能是导致精神分裂症认知症状的主要原因——因为这条通路连接到负责认知症状的前额叶皮层。其次，阻断D2受体的抗精神病药可以缓解精神分裂症的阳性症状，但对认知症状的良性影响甚微（如果有的话）。为什么？因为药物介入的发展阶段太晚了，是在不可逆转的变化发生很久之后。最后，由于精神分裂症患者的认知症状和阴性症状密切相关，它们可能是由一些相同的因素引起的。

所有这些非凡的操纵——在小鼠体内制造基因缺失、插入转基因、增加D2受体的数量——只是科学家目前用来探索精神分裂症、抑郁症和双相障碍病因的众多工具中的一部分。从更广泛的意义上说，这些操纵开始让我们深入了解脑科学与认知心理学之间的关系，以及大脑与心智的关系。

展望未来

在继续认识其他大脑障碍之前，有必要重新检视一下孤独症谱系障碍、心境障碍和精神分裂症的研究对我们理解健康大脑做出了哪些重要贡献。

脑成像研究的重要性怎么估计都不为过。随着成像技术的进步，我们对精神障碍和孤独症谱系障碍如何影响大脑及影响大脑何处的理解已经同步取得了进展。由于成像研究通常比较患有和不患有特定心理障碍的人的大脑，它们也让我们对健康的人类大脑有了更多的洞见。成像技术已经发展到可以向我们显示哪些区域，有时甚至是这些区域内的哪些神经环路对正常功能运作至关重要的地步。

成像研究也证实了心理治疗是一种生物学疗法——就像药物一样，会在物质层面上改变大脑。成像技术甚至可以预测，在某些抑郁症病例中，哪些患者最适合药物治疗、心理治疗，或者双管齐下。

我们还看到，当治疗其他障碍的药物被观察到对抑郁症和精神分裂症患者起作用时，涉及这些大脑障碍本质的核心洞见是如何妙手偶得的。随后对这些药物在大脑中作用的研究揭示了抑郁症和精神分裂症的重要生化基础，并带来了对这些疾病患者的更好疗法。

遗传学的进步正在揭示遗传变异（无论是常见的还是罕见的）是如何对个体发展出复杂的大脑障碍造成风险的。尤其令人着迷的是，研究人员已经在精神分裂症和双相障碍，以及精神分裂症和孤独症谱系障碍中发现了共享的基因。这种对抑郁症和精神分裂症分子本质的洞见也加深了我们对正常心境和有组织思维的理解。

最后，我们再次意识到，我们的进步在很大程度上要归功于疾病的动物模型。对动物社会行为的遗传学研究表明，在动物模型中影响社会行为的一些基因同样会影响我们人类的社会行为。因此，这些基因的突变可能与孤独症谱系障碍有关。特别是最近对精神分裂症的研究，高度依赖小鼠模型来寻找有助于揭示这种思维和意志障碍的成因的重要线索。

从更广泛的意义上说，对孤独症、抑郁症、双相障碍和精神分裂症的研究，以及对这些疾病所影响的大脑功能的研究，已经让我们对心智的本质和自我感产生了深刻的洞见。这些洞见又让我们对人性有了新的理解，从而促成了一种新人文主义的出现。

5 健忘与痴呆

——影响记忆功能的神经障碍

学习与记忆是我们心智颇为奇妙的两种能力。学习是我们获得关于世界的新知识的过程，记忆则是我们随着时间的推移保持这些知识的过程。我们关于世界的大部分知识和我们的大多数技能都不是与生俱来的，而是毕生积累习得的。因此，我们之所以成为我们，很大程度上是因为那些我们学习并记住的事物。

记忆是从知觉到行动的每一种大脑功能的重要组成部分。我们的大脑创造、存储并修正记忆，持续地用记忆来理解世界。我们依靠记忆来思考、学习、决策，以及与他人互动。当记忆紊乱时，这些基本的心理能力就会受到影响。因此，记忆是把我们的精神生活维系在一起的黏合剂。如果没有它的凝聚力，我们的意识就会分裂成很多如生活中的瞬间一样散碎的片段。

难怪我们会担心自己记忆的持续可靠性。

我们已经看到，抑郁症和精神分裂症会伴有记忆紊乱，那么记忆丧失本身又是怎么一回事？随着年龄的增长，失忆是不可避免的吗？正常的年龄增长带来的失忆与阿尔茨海默病和其他影响记忆的障碍所造成的失忆有区别吗？

本章首先叙述了我们对记忆的已有认识，包括我们如何学习，以及我们的大脑如何将我们所习得的信息存储为记忆。接着，我们考察了老化的大脑和三种影响记忆的神经障碍：年龄增长带来的失忆、阿尔茨海默病和额颞痴呆。阿尔茨海默病和额颞痴呆，与我们将在第7章讨论的帕金森病和亨廷顿病一起，都被认为部分是由蛋白质折叠错误所导致的。不过在探索老化的大脑和蛋白质折叠之前，让我们先来了解一下不同类型的记忆，它们是如何形成的，还有它们在大脑中的存储位置。

寻找记忆

记忆是一种复杂的心理功能。事实上，记忆极其复杂，科学家最初甚至质疑记忆是否有可能储存在大脑的特定区域。许多人都认为不可能。然而，正如我们在第1章中看到的，加拿大著名神经外科医生怀尔德·彭菲尔德在20世纪30年代做出一个惊人发现。当他在手术前刺激癫痫患者的颞叶时（图5.1），他们中的一些人似乎回忆起了往事，比如他们的母亲常给他们唱的摇篮曲，或者一只狗追赶一只猫的情景。

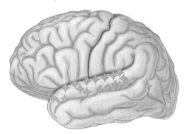 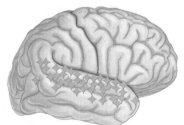

大脑左半球　　　　大脑右半球

图 5.1 大脑左右半球颞叶上诱发听觉记忆的刺激点（菱形）。

　　彭菲尔德早前描绘了大脑功能的感觉和运动图谱，但记忆是不同而且更复杂的问题。他请来了蒙特利尔神经研究所极具天赋的青年认知心理学家布伦达·米尔纳，他们一起探索了颞叶，特别是它的内侧表面，以及它在记忆中的作用。

　　有一天，彭菲尔德接到康涅狄格州哈特福德市的神经外科医生威廉·斯科维尔打来的电话，他刚给一名严重癫痫发作的男子做了手术。那名男子就是 H.M.（图5.2），后来成为神经科学史上一位非常重要的病人。

　　H.M. 在9岁时被一个骑自行车的人撞倒，造成他头部受伤并引发了癫痫。到16岁时，他开始出现严重的抽搐。他接受了当时可用的最大剂量的抗惊厥药物治疗，但不起作用。虽然他很聪明，可是由于频繁的癫痫发作，他很难完成高中学业，也很难保住工作。最终，H.M. 找到斯科维尔寻求帮助。斯科维尔

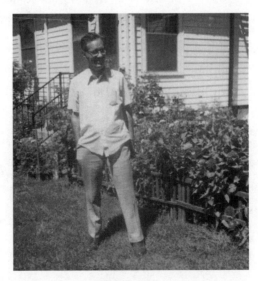

图 5.2 H.M.

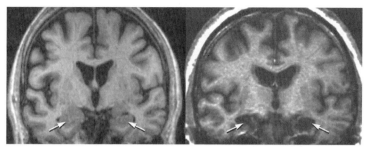

无损大脑   H.M.大脑

图 5.3 无损大脑与 H.M.大脑的比较，后者切除了左右颞叶内侧区域的
一部分（箭头所示）。

推断，H.M.的病情是颞叶深处的海马体结构中留下的疤痕所致。
因此，他切除了 H.M.左右颞叶内侧区域的一部分，其中包括海
马体（图 5.3）。

　　这次手术从根本上治愈了 H.M.的癫痫，却给他留下了严重
的记忆紊乱。虽然他仍然是一个彬彬有礼、温文尔雅、冷静和
善的年轻人，但是他已经失去了形成任何新的长时记忆的能力。
他记得手术前已经认识多年的人，但手术后见过的人他都记不
住。他甚至不知道怎么去医院的洗手间。斯科维尔邀请米尔纳
来研究 H.M.，米尔纳对他一研究就是 20 年。然而，每次她走进
房间，H.M.的反应都仿佛是第一次见到她。

　　很长一段时间里，米尔纳认为 H.M.的记忆缺陷出现在所有
知识领域。后来她有了一个了不起的发现。她让 H.M.一边看着
镜子里自己的手、铅笔和纸，一边描出一个星形的轮廓。每个
尝试这项描星任务的人，第一天都会犯错误，描的线超出轮廓
线，不得不反复调整，但记忆力正常的人到第三天就会表现得
近乎完美。如果 H.M.的记忆缺陷出现在所有知识领域，那他应

该表现不出这样的进步。然而，三天后，尽管H.M.不记得练习过这项任务，也不记得曾经见过米尔纳，他已经和其他人一样掌握了这项运动任务（图5.4）。

由于H.M.不记得曾经练习过，科学家推测，运动学习与其他任何形式的学习不同，肯定涉及一种特殊形式的记忆。它必定受到大脑中其他系统的介导。

很长一段时间里神经科学家都这么认为，直到加州大学圣迭戈分校的拉里·斯奎尔发现，左右颞叶内侧区域（与H.M.切除的区域相同）受损的人可以学到比运动技能更多的东西。患者的语言能力是正常的，而且他们能表现出一整套习得的知觉技能，比如阅读镜像翻转的印刷体文字。他们还可以养成习惯，进行其他简单形式的学习。斯奎尔推断，如果这种学习能力得以保持，那么这些人可能依赖于一种不同的记忆系统。[1]

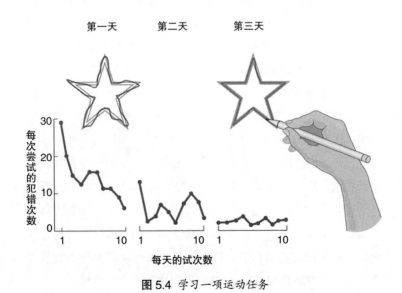

图5.4 学习一项运动任务

斯奎尔逐渐意识到大脑中有两个主要的记忆系统。第一种是外显或陈述性记忆，使得我们有意识地记住人、物和地点。这就是我们在日常语言中提到"记忆"时表达的意思。它反映了我们有意识地记住事实和事件的能力。外显记忆依赖于颞叶的内侧区域，这解释了为什么 H.M. 再也不能记住新的事实和人，以及度过的每一天所发生的事情。

斯奎尔发现的第二种记忆是内隐或非陈述性记忆，我们的大脑使用这种记忆来习得运动和知觉技能，比如开车或使用正确语法，这些都是我们自动做出的。当你说话的时候，通常不会意识到要使用正确的语法，而你就这么说了。内隐记忆之所以如此神秘，很少被我们注意，是因为它在很大程度上是无意识的。我们在某个任务上的表现会因为经验而改善，我们却没有意识到这一点，在执行任务时也没有调用记忆的感觉。事实上，研究表明，当我们有意识地思考接下来的动作时，内隐记忆任务的表现反而会受到损害。

不出所料，内隐记忆依赖于与外显记忆不同的大脑系统。内隐记忆更多地依赖于那些对刺激做出反应的脑区，比如杏仁核、小脑和基底神经节，还有最简单的情况是依赖于反射通路本身，而不是像外显记忆那样依赖于高级认知区域，比如颞叶内侧区域。

内隐记忆的一个特别重要的子类常常出现在与条件作用相关的记忆中。亚里士多德第一个提出某些类型的学习需要在想法之间进行联想。比如，每当你看到一棵挂满彩灯的树，你就会想起圣诞节。这一概念是由现代心理学的先驱、英国经验主义者约翰·洛克、大卫·休谟和约翰·斯图尔特·密尔详细阐述并定形的。

1910年，俄国生理学家伊万·巴甫洛夫将这一观点向前推进了关键一步。在前期对狗的研究中，他注意到，当他进入房间时，狗就开始流口水，即使他没有带投喂的食物。换句话说，狗已经学会了将中性刺激（人进入房间）与正性刺激（食物）进行联结。巴甫洛夫称中性刺激为条件刺激，而正性刺激为非条件刺激，这种形式的联结学习则为条件作用。

巴甫洛夫基于观察设计了一个实验，看狗是否能学会对任何预示食物出现的信号做出流口水的反应。他先按铃，再给狗喂食。起初，狗对按铃没有任何反应。然而，在多次将铃声与食物进行配对之后，狗对铃声做出了流口水的反应，即使接下来没有食物出现。

巴甫洛夫的研究对心理学产生了非同寻常的影响：它标志着向学习的行为学概念的决定性转变。对巴甫洛夫来说，学习不仅涉及想法之间的联想，而且涉及刺激和行为之间的联结。这使得学习可以进行实验分析：客观测量对刺激做出的反应，并指定甚至修改反应的参数。

斯奎尔发现记忆并不是一种单一的功能，不同类型的记忆以不同的方式得到加工并存储在大脑的不同区域，这是我们对记忆和大脑在认识上的一大进步，但它不可避免地提出了一系列新的问题。神经元如何存储这些不同类型的记忆？内隐和外显记忆是由不同的细胞负责吗？如果是的话，它们的运作方式是否不同？

记忆与突触连接的强度

早期的研究假定，需要一个相当复杂的神经环路来形成和存储记忆，记住我们学到了什么。然而，我和哥伦比亚大学的同事以及我以前的学生杰克·伯恩（他目前任职于得州大学休斯顿健康科学中心），在一种无脊椎动物海生蜗牛——海兔——身上发现了一种联结性学习机制，它不需要复杂的神经环路。[2]海兔有一种重要的防御反射，是由很少几个感觉神经元和运动神经元之间的连接介导的。学习导致调节神经元的激活，增强了感觉神经元和运动神经元之间的连接。我和同事发现，这种机制有助于无脊椎动物对经典条件作用的内隐学习。这种机制还作用于杏仁核，杏仁核是哺乳动物脑中的一个结构，对情绪特别是恐惧的内隐学习至关重要。

加拿大心理学家唐纳德·赫布也对学习需要复杂的神经环路这一观点提出了挑战。赫布认为，联结性学习可以通过两个神经元的简单互动来产生：如果A神经元反复刺激B神经元发放动作电位（即沿着轴突传播到突触的电脉冲），那么这两个细胞中的一个或两个就会发生变化。这一变化增强了两个神经元之间的突触连接。这种增强的连接在很短的时间内创造并存储了互动的记忆。[3]在瑞典哥德堡大学工作的两名研究人员霍尔格·维格斯特伦和本特·古斯塔大松，后来提供了首个证据，证明赫布的机制可能在海马体外显记忆的形成中起作用。[4]

内隐和外显记忆可以存储很短时间（几分钟），也可以存储很长时间（几天、几周甚至更久）。每种形式的记忆存储都涉及大脑中的特定变化。短时记忆源自现有突触连接的增强，使其功能运作得更好；长时记忆则源自新突触的生长。换句话说，长时记忆会导致大脑的解剖学变化，而短时记忆不会。当突触连接随着时间的推移而减弱或消失时，记忆就会模糊或消失。

记忆与老化的大脑

多亏了医学领域的广泛进步，今天美国人的平均预期寿命大约为80岁，而在1900年这个数字仅为50岁。不过，对于许多年长的美国人来说，预期寿命增加的喜悦却被认知能力，特别是记忆的退化给破坏了（图5.5）。

从40岁左右开始，记忆力有所减退是正常的。然而，直到最近，人们还不清楚这种年龄增长带来的失忆（良性老年性健忘），是阿尔茨海默病的早期表现，还是一种独立的生理状况。对这个问题的回答不仅极具科学价值，而且关乎对我们的社会及其老龄化人口所造成的巨大经济和情感后果。

因为内隐和外显记忆是由大脑中的不同系统控制的，所以衰老对它们的影响有所不同。内隐记忆通常在老年期，甚至在阿尔茨海默病的早期阶段，都能得到很好的保持。这是因为直到病程相当晚的时候，阿尔茨海默病才会影响杏仁核、小脑或其他对内隐记忆很重要的区域。这也解释了为什么那些记不起亲人名字的人仍然可以骑自行车、读句子和弹钢琴。相比之下，阿尔茨海默病患者的外显记忆——对事实和事件的记忆——早就退化了。

为了找出阿尔茨海默病和年龄增长带来的失忆在生物学上是否不同，哥伦比亚大学的两个科学家团队，一个由斯科特·斯莫尔领导，另一个由我领导，对三个变量进行了比较：两种障碍的发病和进展年龄，它们所涉及的脑区，以及每个得到鉴定的脑区的分子缺陷。

为了比较发病和进展年龄，我和同事转向了小鼠。[5]小鼠不会患上阿尔茨海默病，但我们发现它们确实表现出年龄增长带

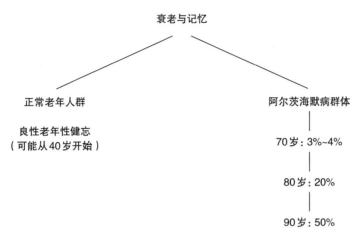

图 5.5 老年人群失忆的患病率

来的失忆，主要与海马体有关。这种失忆始于中年，跟人类差
不多。因此，至少在小鼠身上，我们可以看到年龄增长带来的
失忆是一种独立于阿尔茨海默病的生理状况。

　　为了找出哪些脑区涉及年龄增长带来的失忆，哪些脑区涉
及阿尔茨海默病，斯莫尔团队运用脑成像技术研究了年龄在38
岁到90岁之间的人类志愿者。他们发现了其他人之前发现的，
阿尔茨海默病始于内嗅皮层，但他们也发现，年龄增长带来的
失忆涉及海马体内的齿状回。[6]

　　斯莫尔团队和我的团队接下来展开了合作，以确定齿状回
是否包含内嗅皮层所不包含的任何分子缺陷。[7] 为了做到这一
点，我们通过尸检检查了年龄在40岁到90岁之间没有阿尔茨海
默病的人的大脑。利用昂飞基因芯片技术，我们可以分析多达
2.3万个基因的表达变化，从中发现了19个基因转录物，它们随
着志愿者的年龄而变化。（转录物是基因表达初始阶段产生的单

链RNA[核糖核酸]分子。）第一个也是最具戏剧性的变化发生在一个名为*RbAp48*的基因上。这个基因在年纪越大的志愿者的齿状回中越不活跃，导致RNA转录减少和RbAp48蛋白合成减少。此外，这种变化只发生在齿状回，而不是在海马体的其他任何区域或者内嗅皮层。

研究表明，RbAp48蛋白是一种有意思的蛋白质，它是CREB复合体的一部分。CREB复合体是一组蛋白质，对于开启将短时记忆转换为长时记忆所需的基因表达至关重要。

最后，斯莫尔和我回到小鼠身上，观察RbAp48蛋白在小鼠齿状回中的表达是否也随着年龄的增长而减少。我们发现确实如此——再一次，这种减少只发生在齿状回。此外，我们还发现，敲除*RbAp48*基因会导致幼年小鼠在空间任务上的表现和老年小鼠一样差。相反，增加*RbAp48*基因在老年小鼠中的表达可以消除年龄增长带来的失忆，使它们表现得像幼年小鼠一样好。

这时出现了一个惊喜。已知骨骼是一个内分泌器官，它会释放一种名为骨钙素的激素。哥伦比亚大学的遗传学家热拉尔·卡尔桑蒂据此发现，骨钙素作用于身体的许多器官，也能进入大脑，在那里它通过影响血清素、多巴胺、GABA和其他神经递质的产生来提升空间记忆和学习的能力。[8]

接下来，卡尔桑蒂和我联手研究骨钙素是否也影响年龄增长带来的失忆。[9]我的同事斯蒂利亚诺斯·科斯米迪斯将骨钙素注射到小鼠的齿状回，发现它导致了记忆形成所需的几种蛋白质——PKA、CREB和RbAp48的增加。没有接受注射的小鼠的CREB和RbAp48蛋白较少。有趣的是，在我们给老年小鼠注射骨钙素后，它们在记忆任务比如对新异物体的识别中的表现——原本随着年龄的增长而下降——得到了改善。事实上，它们的记忆力堪比幼年小鼠。此外，骨钙素甚至改善了幼年小鼠的学习能力。[10]

骨钙素随着年龄的增长而下降，它可以逆转小鼠年龄增长带来的失忆，这些发现可能为运动对老化的人脑的良性影响提供另一种解释。我们知道，衰老与骨量减少相关，由此导致的骨钙素减少会造成小鼠也有可能造成人类年龄增长带来的失忆。我们也知道，强度大的运动会增加骨量。因此，骨骼释放的骨钙素可能会改善小鼠和人类年龄增长带来的失忆。

显然，正如这些研究所表明的，年龄增长带来的失忆是一种有别于阿尔茨海默病的障碍，它作用于不同脑区的不同过程。此外，古罗马人的理想——健康的精神寓于健康的身体——现在似乎找到了科学依据。

这对大脑正常老化的人来说是个好消息。只要他们吃得健康，锻炼身体，并与他人互动，他们就能在晚年保持重要的心理功能。就像我们学会延长身体的寿命一样，我们也必须延长心智的寿命。幸运的是，我们已经看到，不同的研究路径都鼓励我们相信，那些影响记忆的疾病有朝一日是可以预防的。

同样值得注意的是，认知功能的许多不需要记忆的方面都很成熟。智慧和心目肯定会随着年龄的增长而开阔，焦虑则趋于减少。我们所有人面临的挑战是如何最大限度地利用衰老带来的好处，同时尽最大努力将其负面影响降至最低。

阿尔茨海默病

正如我们已经看到的，衰老似乎针对大脑中的特定区域，而海马体是最容易受到损害的区域之一。它有时会因血流不足或细胞死亡而受损，但通常是因阿尔茨海默病而受损。

阿尔茨海默病的特征是近期记忆缺陷。它是由神经元交流的联络点——突触——的丢失造成的。在这种疾病的早期阶段，大脑可以再生突触，但到了晚期，神经元会真的死亡。因为我们的大脑不能再生神经元，所以这种细胞死亡会导致永久性的损伤。对阿尔茨海默病的治疗很可能早期介入最有效，也就是在广泛的细胞死亡之前，所以神经病学家正在努力开发功能性脑成像和其他方法来尽早鉴定这种疾病。

科学家已经开始揭开阿尔茨海默病症状背后的一连串事件始末。他们还学到了很多关于这种疾病的分子生物学知识。知识库中每增加一个细节就为我们开发某种药物提供了又一个潜在靶点，并为我们阻止这种毁灭性疾病的进程提供了又一种可能方法。

阿尔茨海默病的发现可以追溯到1906年，德国精神病学家、埃米尔·克雷佩林的同事阿洛伊斯·阿尔茨海默描述了一位51岁的女性奥古斯特·D.的病例。她突然对丈夫产生了不理智的嫉妒，此后不久，她出现了记忆缺陷和认知能力的进行性丧失。随着时间的推移，她的记忆严重受损，再也不能确定方向，哪怕是在自己家里。她把东西藏了起来。她开始相信有人想要谋杀她。她住进了精神科诊所，在出现症状后不到五年就去世了。

阿尔茨海默对奥古斯特·D.进行了尸检，发现她的大脑皮层有三种特殊的变化，后来被证明是这种疾病的特征。首先，她的大脑萎缩衰退。其次，神经细胞的外部含有一种致密物质的沉积物，形成了我们现在所说的淀粉样斑。最后，神经元内部堆积着缠绕在一起的蛋白质纤维，我们现在称之为神经原纤维缠结。鉴于这一发现的重要性，克雷佩林以阿洛伊斯·阿尔茨海默的名字命名了这种疾病。

病理学家尸检时在显微镜下看到的一些东西，我们现在可以通过脑成像技术看到。图5.6显示了淀粉样斑和神经原纤维缠结，这是阿尔茨海默病的特征。起初，科学家认为这些异常的蛋白质聚集体只是疾病的副产物，但我们现在知道，它们是导致疾病的重要因素。其中令人着迷的一件事是，在一个人的记忆或思维开始改变之前的10到15年，它们就已经出现了。如果这些结构第一次出现时能被检测出来，就有可能找到方法阻止它们对大脑的损害，并阻止阿尔茨海默病的发展。

淀粉样斑最初形成于特异性受限脑区。前额叶皮层就是这样一个部位。正如我们之前了解到的，这一脑区参与注意、自我控制和问题解决。神经原纤维缠结始于海马体。这两个区域

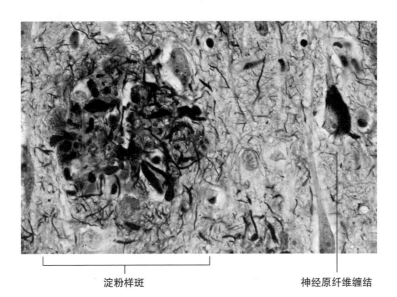

淀粉样斑   神经原纤维缠结

图 5.6 增强处理过的照片，显示大脑内淀粉样斑和神经原纤维缠结。

的淀粉样斑和神经原纤维缠结造成阿尔茨海默病患者认知能力下降和失忆。起初，大脑能够很好地进行补偿，即使是家人也不能分辨有最初损伤的人和没有这种损伤的人之间的区别。然而，随着时间的推移，越来越多的连接遭到破坏，神经元开始死亡，像海马体这样的区域萎缩，大脑开始失去记忆存储等关键功能。然后，与失忆相关的症状就会变得明显起来。

蛋白质在阿尔茨海默病中的作用

是什么导致淀粉样斑和神经原纤维缠结的形成？科学家已经了解到，是β淀粉样多肽负责形成淀粉样斑。这种多肽是一种更大的蛋白质的一部分，后者被称作淀粉样前体蛋白（APP），附着在神经元延伸出的短小分枝——树突——的细胞膜中（图5.7）。两种不同的酶会在不同位置切割前体蛋白，从而释放β淀粉样多肽（图5.7）。一旦从细胞膜释放出来，这种多肽就会漂浮在神经元的外部空间中。

事实证明，β淀粉样多肽的产生和释放在每个人的大脑中都是正常发生的。然而，在阿尔茨海默病患者脑中，这种多肽的产生速度可能会加快，或是在细胞周围区域清除它们的速度可能会减慢。以上任何一种情况都会导致多肽的异常积累。此外，这些多肽是黏性的。它们互相粘连，最终形成阿尔茨海默病特有的淀粉样斑。

另一种与阿尔茨海默病有关的蛋白质是τ蛋白，它位于神经元内部。蛋白质要发挥功能，必须具有三维形状。目前假定蛋白质是通过折叠的方式呈现这种形状的，在这个过程中，组成蛋白质的氨基酸扭曲成一种非常特殊的构象。你可以把这个过

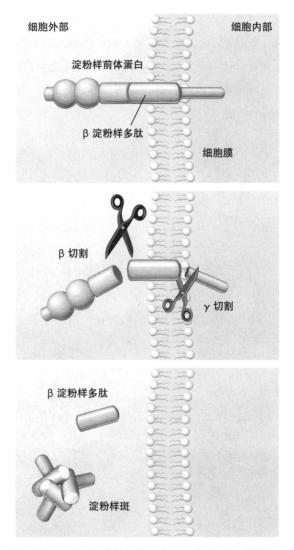

图 5.7 淀粉样前体蛋白附着在细胞膜中，含有 β 淀粉样多肽（上）。有两种酶可以切割淀粉样前体蛋白：β 切割和 γ 切割（中）。这些切割将 β 淀粉样多肽释放到细胞的外部空间中，它们可能会在那里形成淀粉样斑（下）。

程想象成极其复杂的折纸。当某种分子缺陷导致 τ 蛋白折叠错误时，它们会形成有毒的团块（图 5.8），造成神经原纤维缠结。

这两种聚集体——神经细胞外部的淀粉样斑和神经细胞内部的神经原纤维缠结——的结合会造成神经元死亡，并导致阿尔茨海默病的发展。

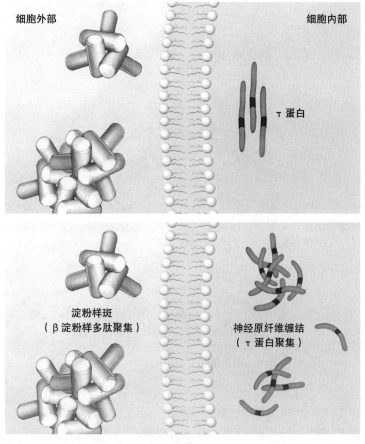

图 5.8 某种分子缺陷导致 τ 蛋白折叠错误。当这种情况发生时，τ 蛋白的团块聚集在细胞内，形成神经原纤维缠结。

阿尔茨海默病的遗传学研究

虽然阿尔茨海默病常见于没有家族病史的七八十岁老人身上，但一种罕见的早发型在一些家族中有很强的遗传倾向。现供职于伦敦大学学院的约翰·哈迪在卡罗尔·詹宁斯与他取得联系时，获得了一个不同寻常的机会来研究阿尔茨海默病的遗传学基础。

20世纪80年代初，卡罗尔的父亲在58岁时被诊断出患有阿尔茨海默病。此后不久，她的一个姐姐和一个哥哥，都是在55岁左右患上了这种疾病。原来，卡罗尔的曾祖父、祖父和一位叔祖父也得过这种病。在这个家族的主要支脉中，10个孩子里有5个在同样的年纪患上了阿尔茨海默病，平均发病年龄约为55岁（家族性阿尔茨海默病的早发记录是不到30岁）。

哈迪和他的同事想知道詹宁斯家族中所有受影响的兄弟姐妹都遗传了哪些基因，而没有受影响的兄弟姐妹都没有遗传这些基因。他们发现，这5个受影响的兄弟姐妹和1个受影响的表亲共享人类基因组中最小的染色体——21号染色体的同一区域。但两个未受影响的兄弟姐妹也有21号染色体该区域的一小段。这说明导致阿尔茨海默病的基因并不在与未受影响的兄弟姐妹共享的这一小段上。接下来，哈迪仔细研究了21号染色体上只有患阿尔茨海默病的家族成员共享的部分，在那里他发现了导致β淀粉样多肽聚集的缺陷基因。[11]

这是在阿尔茨海默病中鉴定的第一个基因，它开拓了对这种疾病的研究。病理学家已经看到β淀粉样多肽形成斑块，而哈迪的研究表明，在詹宁斯家族中，这种疾病始于淀粉样前体蛋白基因突变，是这种突变导致多肽聚集。

　　从那以后，哈迪和其他科学家发现了更多的突变。多伦多的一个科学家团队在患有遗传性阿尔茨海默病的家族中，发现编码早老蛋白的基因发生了突变。[12]早老蛋白有助于漂浮在神经元之间的β淀粉样多肽的裂解，而突变让它失去了这一功能。这一发现与哈迪的发现有如天作之合。两项研究都表明，所有早发型阿尔茨海默病患者的家族都存在基因突变，导致β淀粉样多肽在大脑中形成致命斑块。换句话说，所有的突变似乎都汇聚在一条导致早发型家族性阿尔茨海默病的单一路径上（图5.9）。

　　对患有遗传性阿尔茨海默病的家族所进行的这些遗传学研究，让科学家思考，是否存在减少β淀粉样多肽数量的突变。如果存在这样的突变，它们能预防阿尔茨海默病吗？

　　供职于冰岛解码遗传学生物技术公司的索尔拉库尔·荣松和他的同事就发现了这样一种突变。[13]它导致淀粉样前体蛋白中的一种氨基酸被另一种氨基酸取代，使得β淀粉样多肽的生成减少。这种突变特别有意思，因为该前体蛋白上同一位点替换成一种不同的氨基酸就会导致阿尔茨海默病。更令人着迷的是，80岁以上携带这种保护性突变的人比没有这种突变的同龄人表现出更好的认知能力。

阿尔茨海默病的风险因素

　　有些科学家一直在试图找出更常见的晚发型阿尔茨海默病的风险因素。到目前为止，发现的最重要的风险因素是载脂蛋白E（*APOE*）基因。这种基因编码一种蛋白质，后者与脂肪结合形成一类名为脂蛋白的分子。脂蛋白装载胆固醇和其他脂肪，将它们带到血液中。血液中正常含量的胆固醇对健康是必不可

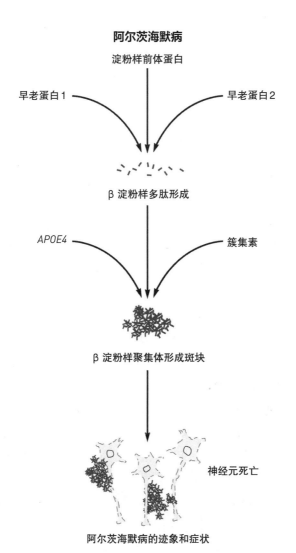

图 5.9 导致早发型阿尔茨海默病的几种不同路径汇聚成一种共同的产物：β 淀粉样聚集体。簇集素是一种蛋白质，在阿尔茨海默病患者体内产生的量比正常情况下要多，它与 β 淀粉样多肽交互作用，加剧内嗅皮层组织的丢失。

少的，如果胆固醇含量过高，可能会堵塞动脉，导致脑卒中和心脏病发作。这种基因的一个等位基因（即变体）是*APOE4*。*APOE4*等位基因在普通人群中很少见，它会增加患晚发型阿尔茨海默病的风险。事实上，大约一半的晚发型阿尔茨海默病患者都有这种等位基因。

既然不能改变我们的基因，那我们还能做些什么来降低患阿尔茨海默病的风险呢？最近出现了一种可能选项，与我们的身体随着年龄增长处理葡萄糖的方式有关。

葡萄糖是人体的主要能量来源，它来自我们吃的食物。胰腺释放胰岛素，从根本上造成肌肉对葡萄糖的吸收。随着年龄的增长，我们所有人都有点胰岛素抵抗，这意味着我们的肌肉对胰岛素的作用没那么敏感了。这样一来，胰腺试图分泌多一点胰岛素，这会使血糖调节变得没那么稳定。如果血糖调节变得很不稳定，我们就会患上 2 型糖尿病。

多项研究表明，2 型糖尿病也是阿尔茨海默病的风险因素。此外，伴随 2 型糖尿病而来的葡萄糖调节的变化似乎会影响到海马体中与年龄增长带来的失忆相关的区域。重要的是，我们实际上可以通过饮食和体育锻炼来提高肌肉对胰岛素的敏感性，从而帮助葡萄糖的吸收，以此修正那些年龄增长带来的变化。

环境因素和共病，或者人们所患有的其他疾病，也可能增加阿尔茨海默病的易感性，但到目前为止的所有研究都指出，淀粉样蛋白聚集是痴呆的根本原因。这是一个非常有力的假设，对指导研究非常有用。因此，最近的研究都集中于通过使用能特异性识别这些淀粉样团块的抗体，来预防聚集或清除已经存在的团块。正如我们已经看到的，精神分裂症和抑郁症等障碍似乎不是由单个基因而是由数以百计的基因引起的，要弄清楚这些障碍是如何发生的更加困难。尽管给人的感觉很慢，但我们在了解阿尔茨海默病方面已经取得了令人惊讶的快速进展。

额颞痴呆

阿尔茨海默病并不是唯一常见的痴呆。另一种常见的形式是额颞痴呆。比阿尔茨海默病的发现早上十年，布拉格大学精神病学教授阿诺德·皮克发现了额颞痴呆。这种障碍过去被认为是罕见的，但现在我们知道，它和阿尔茨海默病导致了64岁以上人群中的大部分痴呆病例。此外，额颞痴呆是65岁以下人群中最常见的痴呆病因，在美国估计有4.5万至6.5万人受到影响。它通常始于比较年轻的年龄，并且比阿尔茨海默病进展得更快。

额颞痴呆始于大脑额叶一些非常小的区域，这些区域与社会智力有关，特别是我们抑制冲动的能力（图5.10）。这种障碍

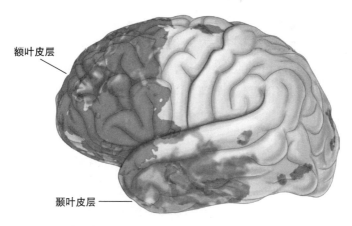

额叶皮层

颞叶皮层

图 5.10 额颞痴呆会影响大脑的额叶和颞叶皮层。

曾被认为不可能在活人身上与阿尔茨海默病进行区分，但今天情况不再是这样。额颞痴呆通常会导致严重的社会行为紊乱和道德推理紊乱。患者可能做出一些反常的反社会行为，比如入店行窃。一项研究发现，在疾病早期，大约有一半患者的某些行为，已经够让他们被拘捕，或者确实被拘捕了。这类行为不是阿尔茨海默病患者的特征。

额颞痴呆也会影响大脑中让我们与他人发生关联的部分。曾经可爱善良的患者可能会变得对周围的人漠不关心。他们还容易成瘾，经常暴饮暴食，沾染不健康的习惯，比如吸烟。有时他们会因无法控制自己的开支而破产。这种疾病对家庭有着巨大影响，因为它影响到中年人，其中许多人都有孩子。

额颞痴呆的遗传学

额颞痴呆是一种由额叶和颞叶受损引起的障碍，其生物学机制与阿尔茨海默病相同：基因突变导致蛋白质折叠错误，在大脑中形成团块。这正是患这两种病的人有着共同症状的原因。但是，导致蛋白质折叠错误的部分基因在这两种疾病中是不同的。导致额颞痴呆的三个突变基因分别是编码 τ 蛋白的基因、C9ORF72 基因和编码颗粒蛋白前体（一种在大脑中具有多种作用的蛋白质）的基因。每个突变的基因都是通过异常的蛋白质折叠来损害大脑的同一区域（图 5.11）。

突变的颗粒蛋白前体基因产生的是正常的颗粒蛋白前体，只是量不够。（正常的颗粒蛋白前体被认为可以防止另一种蛋白质 TDP-43 折叠错误。）这一机制的简单性令人鼓舞。这表明治疗额颞痴呆的一个可能路径，要么是找到一种可以增加血液和

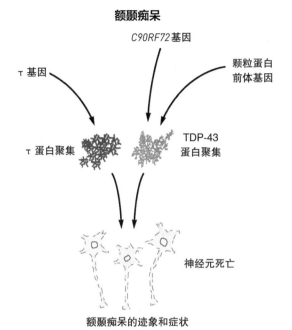

图 5.11 三个基因的突变会导致额颞痴呆。

大脑中颗粒蛋白前体含量的药物，要么是想出一种将颗粒蛋白前体输送到大脑的方法。事实上，加州大学旧金山分校的布鲁斯·米勒对额颞痴呆进行了广泛研究，他认为额颞痴呆可能是最容易治疗的神经退行性疾病之一。他目前正在测试旨在提高血液和大脑中颗粒蛋白前体浓度的药物。[14]

米勒还有一项新发现支持了19世纪伟大的神经学家约翰·休林斯·杰克逊的发现。杰克逊是意识到大脑的两个半球负责不同心理功能的第一人：左半球负责语言和数字等逻辑性功能，右半球负责音乐和艺术等更具创造性的功能。此外，杰克逊认为这两个半球是相互抑制的。因此，左侧大脑的损伤将使其无法抑制右侧大脑，从而使右脑的创造力得到释放。米勒描述了一系列额颞痴呆患者，他们的病变局限于左半球。其中一些人的创造力爆发，尤其是那些在疾病损害他们的左半球之前就有创造性倾向的人。左脑的损伤似乎解放了创造性和音乐性的右脑。

这些发现说明了一般大脑功能的一个显著原理：当一个神经环路被关闭时，另一个环路可能会开启。为什么？因为失活的环路原本会抑制另一个环路。

展望未来

第一位描述蛋白质折叠障碍的科学家是斯坦利·普鲁西纳，他在20世纪80年代观察到一种罕见病——克-雅病所发生的蛋白质折叠错误。正如我们已经看到的，其他科学家接下来证明了蛋白质折叠错误会导致阿尔茨海默病和额颞痴呆。乍一看，这些痴呆与运动障碍几无共同点。但仔细观察就会发现，帕金森病和亨廷顿病也是蛋白质折叠错误所造成的。我们将在第7章讨论这些大脑障碍。

不过，在此之前，先让我们探索一下大脑障碍能告诉我们的人性的另一个方面：创造力。正如我们的感受、思维、行为、社交和记忆都有其生物学基础，我们与生俱来的创造力也不例外。前面几章已经触及了孤独症、抑郁症、双相障碍和精神分裂症患者在创造力上的种种表现。一些阿尔茨海默病和额颞痴呆患者也会创造性地表达自己，最常见的是视觉艺术。在第6章，我们将探讨从患有这些大脑障碍的艺术家那里能了解关于创造力的哪些知识。

6 大脑障碍与艺术
——由大脑异常激发的创造力

艺术家——画家、作家、雕塑家、作曲家——似乎与其他人不同，他们拥有我们所缺乏的特殊天赋。古希腊人相信，有创造力的人是受到主司知识和艺术的女神缪斯的启发。19世纪的浪漫主义诗人对创造力有着不同看法。他们认为，创造力源自心理疾病，由于心理疾病减轻了习惯、习俗和理性思维造成的束缚，艺术家能够利用无意识的创造力。

今天，我们知道创造力源自大脑，它具有生物性基础。我们还知道，虽然某些形式的创造力与心理障碍有关，但我们的创造力并不依赖于心理障碍。不仅如此，创造力是普遍存在的。我们每个人都以不同的方式和技巧表达着创造力。

不过，浪漫主义诗人并非完全错了。对大多数人来说，我们与生俱来的创造力不容易得到激发。科学家尚未揭示创造力的生物学机制，但他们已经发现了创造力的一些前兆，其中之一似乎是解除对自己的束缚，让我们的心智能够更自由地游荡，并在各种想法之间寻找新的联系。这种与无意识的交流是一切有创造力的人所共有的，但有时在有创造力的精神障碍患者身上尤其引人注目。

　　本章探讨了精神性和神经性大脑障碍可以告诉我们哪些关于创造力的知识。我们从多个角度来考察创造力。首先，我们关注一位才华横溢的当代艺术家的作品。接着，我们从观众的角度来探讨创造力。最后，我们探讨对创造过程的本质和创造力的生物学的认识。

　　在前面的章节中，我们看到精神分裂症、抑郁症和双相障碍患者在艺术、文学和科学领域展示了他们的创造性天赋。本章主要关注的是精神分裂症患者创作的视觉艺术，即所谓的精神病艺术，不仅因为这种艺术美丽动人，而且因为它们已经得到了广泛收集和研究。我们进而探索这种艺术对现代艺术的影响，特别是对达达主义和超现实主义的影响。然后，我们会关注其他大脑障碍患者的创造力：双相障碍、孤独症、阿尔茨海默病和额颞痴呆。最后，对于现代大脑研究所揭示的人类与生俱来的创造力，我们会总结若干粗浅的见解。

从不同角度看创造力

艺术家

　　查克·克洛斯患有阅读障碍，他还是个孩子的时候，就觉得有很多事情自己都做不了。不过，有一件事他不仅能做，而且做得很好，那就是画画。他对描绘面孔特别感兴趣，这很有趣，因为他恰好是个脸盲，也就是说，他可以将一张面孔识别为一张面孔，却不能看着某人的面孔认出那个人。

　　我们识别面孔的能力源自大脑下内侧颞叶的右侧梭形回。该脑区前部受损的人，就像克洛斯一样是脸盲。该脑区后部受损的人则根本看不到别人的脸。克洛斯可能是西方艺术史上唯一一个不能认出所画之人的面孔的肖像画家。那么，他为什么一心要成为肖像画家呢？克洛斯说，他试图通过这种艺术形式，让他无法理解的那个世界变得有意义。对他来说，画肖像画并非奇怪之举。因为他试图理解他所认识和喜爱的人的面孔，将他们铭记于心，所以他要创作肖像画。对他来说，面孔必须被转化为平面。如果他从正面看一个人的面孔，他记不住，只有把这张面孔展平了，他才记得住。如果他正看着你，而你的头移动了一厘米，这对他来说就是一张从未见过的新面孔。但如果他拍摄一张面孔的照片并将面孔展平，他就可以实现从一种平面媒介到另一种平面媒介的转换。

转换的实现过程如下。首先，克洛斯拍下一张面孔的照片。然后，他把一块透明的树脂玻璃覆盖在照片上，将其像素化，也就是说，在玻璃上画网格，将照片划分成数千个小方格。最后，他逐行对每一个小方格进行描绘，这些小方格合在一起形成一幅肖像画。最终的图像显然是由其组成部分共同构成的。

在他的早期作品中，克洛斯使用这种方法达到了前所未有的写实主义程度（图6.1），这与他想让自己无法理解的世界变得有意义的渴望相一致。不过，随着时间的推移，他开始更加实验性地使用网格，逐步解除这种方法的限制。起初，他在每个小方格里填充一个重复的记号，比如一个圆点，通过非常简单、不断增加的单元创作出极其复杂的肖像画。最终，这项技术演变成将每个小方格画成一幅由同心圆组成的微型抽象画（图6.2）。克洛斯没有给每个小方格涂上相同的肤色，而是画了一些饱满的圈圈；把整幅画拿远了观看，这些圈圈创造出单一颜色的错觉，从而创作出一幅充满活力、真实可信的肖像。

研究表明，大脑右半球更关心的是把想法组合在一起，看

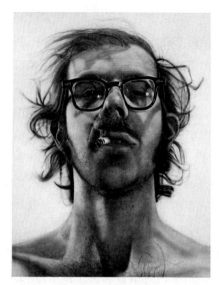

图 6.1 查克·克洛斯，《大自画像》，1967—1968 年

到新的组合，简而言之，就是关乎创造力。大脑左半球则与语言和逻辑有关。正如我们在第 5 章看到的，现代神经病学的创始人约翰·休林斯·杰克逊在一个世纪前提出，大脑的左半球抑制了右半球，因此左半球的损伤可以增强创造力。克洛斯的阅读障碍显示其左脑受损，而且像许多艺术家一样，他是左撇子，这进一步表明他的右脑占据主导地位。

克洛斯不仅充分利用了这条通往创造力的可能途径，而且像一名有天赋的运动员一样，把他已经做得很好的事情做得更好。他利用自己的阅读障碍来增强自己的艺术实力。他说过，他所做的一切都是由他的学习障碍驱动的。他没有学过代数、几何、物理或化学。在整个求学生涯中，他通过选修可以获得额外学分的艺术课程和项目来向老师表明他对自己的学业感兴

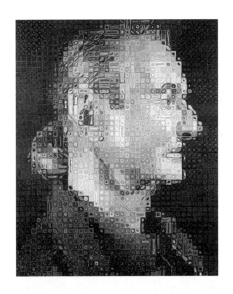

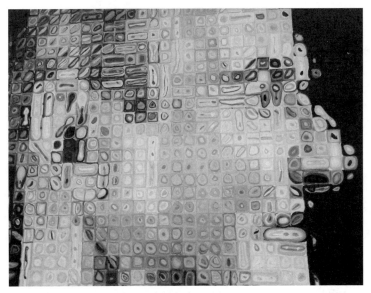

图6.2 查克·克洛斯，《罗伊二世》，1994年（上），以及同一幅画的局部（下）。

趣，即便后来他已经不记得这些。他因展示自己的技能而得到了正强化，这让他觉得自己很特别。因此，他的艺术能力是非凡的，他对面孔的描绘也在不断演变。

克洛斯的经历表明，发挥创造力除了要解除束缚，还有两个重要方面：一是努力工作并克服困难的决心，二是我们大脑的巨大可塑性。正如我们在关于孤独症和阿尔茨海默病的章节中看到的，大脑某些区域的损伤可以通过增强其他区域的强度和效能来得到补偿。那么，大脑补偿损伤的能力也可以增强艺术家的能力，使其创作出新颖的、更有趣的和更具创意的作品。

观 众

虽然古希腊人和浪漫主义诗人都曾着迷于具有创造力的艺术家，但是直到20世纪初，观众对艺术的体验才成为研究者关注的焦点。维也纳艺术史学派的创始人阿洛伊斯·李格尔在1900年左右首次提出观看者和艺术家都参与了创造性心理过程的观点。

李格尔与他的两位杰出门徒恩斯特·克里斯（后来成了一名精神分析学家）和恩斯特·贡布里希认为，当我们观看一件艺术品时，我们每个人对它的观感都有所不同。这是因为我们看到的几乎每一个物体都有多义性，对伟大的艺术作品而言更是如此。我们每个人对这种多义性的理解是不同的，因此，我们每个人对一件给定的艺术品的观感也是不同的。这意味着我们每个人都创造了自己对作品的看法，也就是说，我们经历了一个在本质上与艺术家的创作过程相似的创作过程，只是在创作水平上比较朴素。这个创作过程被称为"观看者的份额"。

我们知道这个观点是成立的，因为正如我们已经看到的，进入大脑的任何图像，其实际感觉信息都是原始且零散的。我们的眼睛不是一台向大脑传递完整图像的相机。相反，我们的大脑接收不完整的感觉信息，并根据我们的情绪、经验和记忆进行解读。这个由大脑执行的解读过程，使我们能够重建自己对所看到的图像的独特知觉，构成"观看者的份额"的基础。

　　纽约现代艺术博物馆绘画和雕塑部门的主管安·坦金用克洛斯画的罗伊·利希滕斯坦肖像（图6.2）作为观众反应的一个例子。她说："很明显，在这些画作中，抽象标记、绘画手法与对某人的再现之间存在着一种往复的关系。两者各自都不是完整的体验。体验的一部分是你近距离看到的抽象圆圈、方块和奇趣形状，另一部分则是你后退几步认出来的，哦，这画的是利希滕斯坦。你认出利希滕斯坦的过程深深地植根于这幅画，作为观众，你几乎是重新创造了它。"[1]这样一个识别过程，同样植根于我们的大脑从克洛斯所画的微小几何形状中构建起利希滕斯坦的面孔的方式。

创作过程

　　是否存在一种理论来解释为什么在历史上的特定时期和特定地点会出现创造力的爆发？无论我们谈论的是文艺复兴时期的文化浪潮、巴黎的印象主义者、20世纪初维也纳的具象表现主义者，还是纽约的抽象表现主义者，免不了要提到这些有创造力的艺术家之间的互动。有时，这种互动表现为同道之间的竞争，或者相反，是同道之间愿意相互支持。灵感通常是当他们在咖啡馆或聚会上交谈时涌现的。换句话说，那些把天才描绘为不与外界打交道的神话的确就是神话。

那么，影响个人创造力的因素有哪些呢？对于克洛斯，我们已经看到，创造力的基本面就是解决问题：技术能够胜任并愿意努力工作。研究发现，某些附加特征会增加创造力的可能性。第一个特征是性格：有一些性格类型比其他类型更具创造力。注意我说的是"一些"，正如发展心理学家霍华德·加德纳在他关于多元智力的著作中所强调的，创造力并不局限于某一种性格类型。相反，创造力存在多种形式：我们中的一些人擅长算术，另一些人擅长语言，还有一些人擅长视觉艺术。[2]

第二个特征是准备期，当一个人有意识或无意识地处理一个问题时都是创造力的准备期。第三个特征是创造力的初始时刻，也就是当一个突然闪现的洞见将大脑中原先不相关的因素联系在一起的"啊哈！"时刻。最后一个特征是针对这个想法的后续工作。

有意识地思考一个问题之后，我们需要一段潜伏期，在这段时间里，我们克制住有意识的思维，任由我们的无意识游荡。心理学家乔纳森·斯库勒说，这段潜伏期是用来"让心智漫游"的。[3]新的想法通常不是在我们专心做项目时出现的，而是在我们散步、洗澡、思考其他事情的时候出现的。这些是创造力显灵的"啊哈！"时刻，我们现在开始对它们背后的生物学机制取得一些洞见。

克里斯是一名研究创造力中无意识心理过程的学者，他观察到，有创造力的人在工作中经历了一些时刻，他们的心智以一种受控的方式，在无意识和有意识部分之间进行相对自由的交流。他把这种对我们无意识的受控访问称为"为自我服务的倒退"。[4]这意味着有创造力的人会回到一种更原始的心理功能形式，从而让他们获得无意识的驱力和欲望，以及与它们相联结的一些创造性潜能。因为无意识思维更自由，更有可能产生联想——联想的特点是具象的图像而不是抽象的概念，所以它促进了"啊哈！"时刻的出现，促使各种想法得到新的组合和排列。

创造力的生物学

虽然我们对创造力的生物学知之甚少，但很明显，创造力需要解除束缚。杰克逊关于大脑左右半球相互抑制，左半球受损会释放右半球创造力的观点已经得到现代科技的验证。

例如，对大脑的PET扫描显示，左右半球对重复刺激的反应方式存在着令人着迷的差异。左半球总是对刺激（一个词或一个物体）做出反应，不管它出现的频率有多高。相比之下，右半球通常对常规刺激感到厌烦，但会对新鲜刺激做出积极反应。因此，右半球更注重新颖性，创造力更强。我们在第5章提到的神经学家布鲁斯·米勒同样做出了一个了不起的发现：左半球额颞痴呆患者有时会经历创造力的爆发，大概是因为左半球的紊乱解除了对右半球的抑制性束缚。[5]

西北大学的马克·容–比曼和德雷塞尔大学的约翰·库尼欧斯进行了一次非常有趣的合作，进一步推进了这一观点。他们向受试者提出一些问题，这些问题既可以系统地解决，也可以通过突然的灵光一现来解决。当受试者灵光一现时，他们大脑右半球的一个区域会被激活。虽然这些实验还处于初级阶段，但它们能够支持这样一种观点，即当我们的大脑参与截然不同的神经和认知过程，其中一些过程位于右半球时，突然的灵光和创造力时刻就会出现。[6]

美国国立卫生研究院的查尔斯·利姆和艾伦·布劳恩所做的脑成像实验也得到了类似的结论。他们想了解爵士乐即兴演奏与事先记住音乐模进的表演这两者背后的心理过程有什么不同。他们把经验丰富的爵士乐钢琴家置于脑成像扫描仪中，让钢琴家演奏一段当场创作的音乐模进或一段事先记住的曲调。利姆和布劳恩发现，即兴演奏依赖于背外侧前额叶皮层的一系列特征性变化，而这正是一个与冲动控制有关的区域。[7]

冲动与创造力有什么关系？利姆和布劳恩看到，在钢琴家开始即兴演奏之前，他们的大脑显示出背外侧前额叶皮层"失活"。而当他们演奏事先记住的曲调时，这一区域则保持活跃。换句话说，当他们即兴演奏时，大脑会解除通常由背外侧前额叶皮层介导的抑制。他们能够创作新的音乐，部分原因是他们没有受到抑制，也没有意识到自己创造力的释放。

然而，简单地关闭背外侧前额叶皮层并不能让我们中的任何人成为伟大的钢琴家。这些钢琴家之所以能从解除抑制中受益，是因为他们和其他大多数取得成功的有创造力的人一样，花了多年时间练习自己的技艺，他们的大脑充满了可以在舞台上自发重组的音乐灵感。

精神分裂症患者的艺术

19世纪上半叶兴起的浪漫主义运动，强调将直觉和情绪，而不是理性主义，作为审美体验的来源，唤起了人们对精神疾病患者创造力的浓厚兴趣。浪漫主义将精神病描述为一种兴奋状态，能将一个人从传统的理性和社会习俗中解放出来，并为其提供进入心智隐藏地带的途径，这个地带通常是无意识的，因而也是无法进入的。

对精神病患者的艺术感兴趣的第一人实际上是菲利普·皮内尔，一位为精神病患者开发出一种人道的心理学疗法的内科医生。1801年，他撰文讨论了两位精神病患者的艺术，认为精神错乱有时可以挖掘出隐藏的艺术天赋。[8]1812年，美国开国元勋、美国精神病学作为独立学科的创始人本杰明·拉什附和了皮内尔的观点。拉什写道，精神错乱就像一场地震，"通过震动地球的外层，将珍贵而壮观的化石抛到地表，人们生活在埋葬这些化石的土地上，却不知道它们的存在"。[9]

1864年，意大利内科医生和犯罪学家切萨雷·隆布罗索收集了108位精神病患者的艺术作品，出版了《天才与疯子》一书，后来被翻译成英语，书名为《天才之人》。像拉什一样，隆布罗索发现精神错乱导致一些以前从未画过画的人变成了画家，但隆布罗索认为这种艺术表现是患者疾病的一部分，对它的美学价值漠不关心。[10]

现代科学精神病学之父埃米尔·克雷佩林对精神病与创造力之间的关系持有一种不那么浪漫，但依然欣赏的态度。在1891年成为海德堡大学精神科诊所所长后不久，克雷佩林注意到他的一些精神分裂症患者画的画。他开始收集这些患者的艺术作品作为教学收藏品，想看看研究这些绘画是否有助于医生诊断这种疾病。克雷佩林还认为绘画可能对患者有治疗作用，这一观点现在得到了相当大的认可。

卡尔·维尔曼斯是海德堡诊所的继任所长，他延续了克雷佩林收集精神病患者画作的传统，并于1919年聘请汉斯·普林茨霍恩对这批收藏品进行研究。普林茨霍恩是一位精神病学家和艺术史学家，曾师从阿洛伊斯·李格尔接受艺术史训练。

　　普林茨霍恩进一步扩充了这批收藏品。由于海德堡诊所只有大约2%的住院患者进行艺术创作，他请求德国、奥地利、瑞士、意大利和荷兰精神病医院的负责人给他寄送精神病患者的艺术作品。这样一来，普林茨霍恩收到了5000多件油画、素描、雕塑和拼贴画作品，代表了大约500名患者的艺术创作。

　　普林茨霍恩所收集的艺术作品的创作者有两个突出特征：他们都是精神病患者，而且在艺术上都是稚拙的，也即他们没有接受过艺术训练。普林茨霍恩认识到，精神病患者的艺术并不是简单地将病态转化为一种视觉语言。他们的大多数画作都显示出缺乏艺术训练，这与我们在任何没有绘画经验的成年人的画作中看到的毫无二致；这些画作本身没有反映任何病态的东西。普林茨霍恩意识到患者的图画本身就是具有创造力的作品，它们是稚拙艺术的杰出典范。

　　然而，正如普林茨霍恩特地指出的，艺术上的稚拙并不局限于患有精神病的艺术家。未受过训练的非精神病艺术家中，非常著名的就有亨利·卢梭（1844—1910）。卢梭是一名法国收费员，生前经常受到评论家的嘲笑，但他的作品具有非凡的艺术品质。他最终被认可为自学成才的天才和后印象主义的代表画家（图6.3和图6.4），他的作品影响了包括超现实主义者和毕加索在内的几代艺术家。虽然卢梭实际上从未离开过法国，他最著名的画作描绘的却是丛林景象（图6.4）。他从自己无意识的幻想生活中获取这些景象的灵感。

　　20世纪初，住院的精神病患者通常要在医院度过他们的余生，长达20到40年。其中一些人在住院后开始绘画。艺术心理学的杰出学者鲁道夫·阿恩海姆指出：

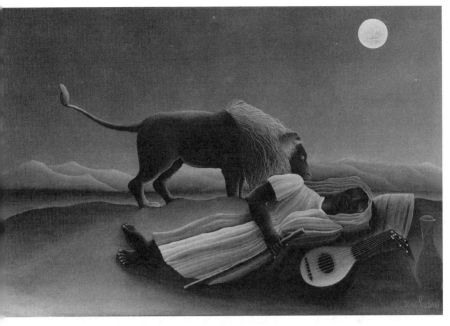

图 6.3 亨利·卢梭，《睡着的吉卜赛人》，1897 年

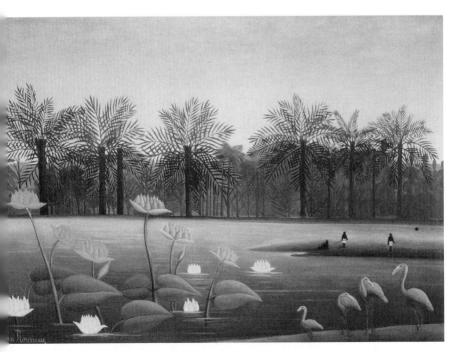

图 6.4 亨利·卢梭，《火烈鸟》，1907 年

数以千计的住院患者抓住文具、卫生纸、包装纸、面
包或木头，来把他们经由痛苦、挫败感、对监禁的抗议以
及狂妄的幻觉所产生的强烈的精神动荡感受可视化地表现
出来。然而，在精神病学家中，只有极个别的先知先觉者
能感觉到利用这些神秘图像进行诊断的可能性，也许还能
推测出它们对揭示人类创造力的本质所具有的间接意义。[11]

普林茨霍恩对精神病患者艺术的创造力和审美价值的欣赏，
使得当时被称为"精神病艺术"的许多方面不再停留在令人好
奇的阶段，而是值得认真研究。正如普林茨霍恩收藏馆现任馆
长托马斯·勒斯克所指出的，这些画作给了那些原本不会被听
到的人发声的机会，他们的声音往往相当独特。[12]

普林茨霍恩的精神分裂症大师

1922年，普林茨霍恩出版了一本极具影响力的著作《精神
疾病的艺术性：对精神病构型的心理学和精神病理学贡献》，并
在书中以海德堡收藏品为例进行了阐述。[13]在海德堡收藏品所代
表的500位艺术家中，70%患有精神分裂症，其余30%患有双
相障碍。这些比例在一定程度上反映了这些精神疾病患者的住
院比率。普林茨霍恩特别关注被他称为"精神分裂症大师"的
10位患者的作品。他用化名保护患者隐私，介绍了每位艺术家
的临床病史，然后分析了每位艺术家的作品以及这些作品对每
位艺术家的诊断和病程的临床意义。

普林茨霍恩形容这些患者遭受着"完全的孤独性隔离……
这是精神分裂症构型的本质特征"[14]，他发现他们作品的特点是

"令人不安的陌生感"。[15] 对普林茨霍恩来说，他们的艺术反映了"人类普遍的创造冲动的爆发"[16]，以此抵消他们正在经历的孤立感。由于这些艺术家大都没有受过训练，普林茨霍恩还用他们的艺术作品来展示其与儿童作品以及原始社会艺术家作品的惊人相似之处。在每一种情况下，这些艺术品都反映了我们所有人在未受过正规训练状态下的艺术创造力。对这些艺术家来说，一张白纸往往代表着一种被动的空虚，亟待填补。因此，他们常常填满纸上的每一寸空间。我们在普林茨霍恩的三位精神分裂症大师彼得·莫格（图6.5）、维克多·奥尔特（图6.6）和奥古斯特·纳特尔（图6.7）的画作中看到了这一点。

　　莫格出生于1871年，在贫困中长大。他的父亲被认为精神有问题，但莫格本人很善良，非常聪明，记忆力也好。离开学校后，他成了一名服务生，开始过着充满美酒、女人和音乐的闲散生活。在此期间，他感染了淋病。他于1900年结婚，但他的妻子于1907年去世。在一家大酒店当经理时，他开始酗酒，1908年突然经历了一次精神病发作。几周后，他被诊断患有精神分裂症，并被送往精神病院，在那里他一直住到1930年去世。正如我们在《有神父和圣母的祭坛》（图6.5）中所见，莫格的幻象以宗教意象为主。[17]

　　奥尔特出生于1853年，在一个古老的贵族家庭长大。他小时候发育正常，后来成为一名海军学员，但他在25岁时开始受到妄想症的困扰，从1883年开始住院，直到1919年去世。在不同时期，他分别认为自己是萨克森国王、波兰国王和卢森堡公爵。1900年，他开始画画。普林茨霍恩在谈到奥尔特的画作时说道，在他的渴望中，"没有留白的画面才是安全的"。就像莫格所做的那样，他画满了纸面的每一寸空间，但与莫格不同的

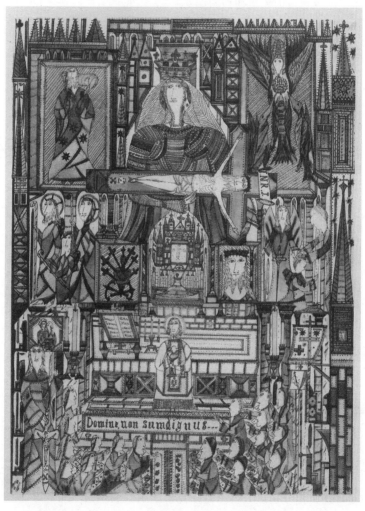

图 6.5 彼得·莫格，《有神父和圣母的祭坛》，年份不详

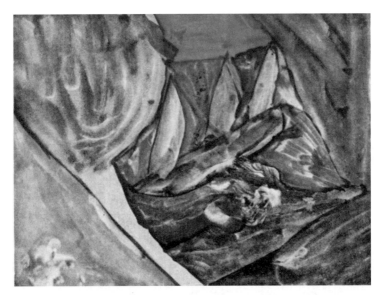

图 6.6 维克多·奥尔特，《海上傍晚的三桅船》，年份不详

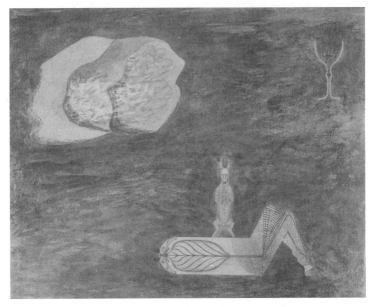

图 6.7 奥古斯特·纳特尔，《带兔子的世界之轴》，1919 年

是，他并没有创作错综复杂、充满细节的图画。奥尔特的许多作品都是海景画，以一艘三桅船为特征，普林茨霍恩认为这艘船就是他的训练船。在图6.6中，我们看到了大海上一艘三桅船的抽象版本。普林茨霍恩写道，色彩丰富的对角线区域"共同营造出一种温和的海上日落的效果"。[18]

普林茨霍恩的另一位精神分裂症大师是奥古斯特·纳特尔，1868年出生于德国。他学过工程学，结了婚，是一名成功的电工，但他突然患上了焦虑症，并伴有妄想。1907年4月1日，他产生了"最后的审判"的严重幻觉，他说在幻觉中半个小时内有一万张图片闪过。"这些图片是最后的审判的显现，"纳特尔说，"上帝向我揭示它们，是为了完成（基督的）救赎。"[19]

纳特尔试图在他的艺术作品中捕捉出现在他"最后的审判"幻觉中的一万幅图像。这些图像总是以一种清晰、客观的风格画成，就像是技术图纸，如《带兔子的世界之轴》（图6.7）所示。纳特尔坚称这幅画预言了第一次世界大战——他事先就知道一切。根据纳特尔的说法，画中的兔子代表"好运的不确定性。它开始在滚轴上跑动……然后，兔子变成了斑马（上半身有条纹），再然后变成玻璃做的驴子（驴头）。一条餐巾挂在驴身上，它被刮了毛"。[20]

精神病艺术的若干特点

前几页所展示的艺术作品很可能与其他任何艺术作品一样，都源自同一种内在创造力，但由于这些艺术家患有精神分裂症，不受艺术或社会习俗的束缚，当时的评论家认为他们的作品是对他们无意识冲突和欲望的更为纯粹的表达。这就是为什么大多数人对他们的艺术有着非常强烈的情绪反应，也是为什么即使带着现代眼光来看，这些作品仍然以其惊人的原创性震撼了我们。事实上，20世纪20年代初，这些作品的出版引发了人们对西方艺术中"原创"观念的重新思考。勒斯克声称，很多被我们当作艺术的东西都受到我们的思想影响："我们期望从艺术中看到特定的东西。"他接着说："与传统艺术相比，普林茨霍恩的收藏品展现了个人生活和社会生活的更多方面。"[21]

是什么使得普林茨霍恩收藏的艺术作品不同于无论是受过训练还是未受过训练的其他艺术家的作品？正如我们所知，精神分裂症会导致思维紊乱，从而使人脱离现实。一个人与他所处的社会环境之间的关系发生紊乱，可能导致他的视界显著扭曲，这种扭曲经常会改变艺术形式的呈现。因此，精神分裂症艺术的一个共同特点就是不相关元素的并列。另一个特点是对妄想和幻觉图像的描绘。还有一些是具有多义性的图像，或者是被肢解的身体部位的重新组装。每一位艺术家的作品都以其无意识心智中不断涌现的主题为特征。因此，正如克雷佩林所预测的，这些作品确实具有专属于其创作者的独特主题。

精神病艺术对现代艺术的影响

达达主义运动和随后的超现实主义运动在很大程度上是对第一次世界大战大屠杀的回应。我们很难高估第一次世界大战所造成的精神影响。当战争开始时，许多年轻人热情地参与其中，相信战争会带来社会的复兴。但不到一年，许多人就感受到了彻底的、毫无意义的毁灭。这场战争使人们对社会必然进步的信念产生了疑问；更重要的是，它击中了西方理性的自我理解的核心。从理性的失败中，涌现出这样一种可能性，即非理性可能是一种肯定生命的替代选择。

1916年，正是在战争的混乱中，达达主义在苏黎世涌现。此后不久，超现实主义在巴黎兴起，达达主义的大多数追随者战后定居巴黎。虽然超现实主义最初被认为是一场文学运动，但事实证明，超现实主义的技法和导向更适合搞艺术。和达达主义者一样，超现实主义者反对学院派艺术的传统和它所代表的价值观，他们在寻找一种比混乱的达达主义更具创造性、更为积极的新哲学。他们在弗洛伊德、普林茨霍恩和类似思想家的作品中发现了这样的哲学。

弗洛伊德证明了无意识思维的重要性，无意识思维是非理性的，也不受时空感或逻辑感的支配。此外，他指出梦是通向无意识的康庄大道。超现实主义者试图在他们的作品中消除逻辑，从梦和神话中汲取灵感，从而释放想象力。此外，就像塞尚和他之后的立体主义者一样，他们决定将艺术从历史悠久的具象轨道转移到一个新的轨道上。

马克斯·恩斯特起初是达达主义的领袖，后来又成了超现实主义的领袖。他买了一本普林茨霍恩的书并带到巴黎，在那里它成为超现实主义者的"图画圣经"。尽管超现实主义团体中的大多数巴黎成员不懂德语，但普林茨霍恩书中的图像自己会说话，它们展示了在传统的资产阶级态度和束缚之外可以达成怎样的艺术。

精神病艺术家的全然稚拙是对超现实主义者的有力刺激。他们试图通过探索无意识心智隐藏的深处，将创造力从理性思维的局限中解放出来。他们互相鼓励去探索和表达自己的情欲和攻击性驱力。因此，就像精神病艺术家所做的，每一个超现实主义艺术家的创作都依赖于从其独特的、无意识的心理过程中衍生出的中心主题。

2009年，勒斯克在海德堡举办了一场展览，系统比较了超现实主义艺术与普林茨霍恩收藏品所表现的精神病艺术。这场名为"超现实主义与疯癫"的展览聚焦于超现实主义者用来挖掘无意识从而模仿精神病艺术家的四种方法或技巧。

第一种也是最重要的方法是自动绘画。自动主义是精神病学家在19世纪引入的一种挖掘无意识的方法。安德烈·马松是自动绘画的先驱。第二种方法是将不相关的元素组合在一起。元素之间的关系越远，图像就越真实和强烈。恩斯特在他的达达拼贴画中将这种技法发挥到了惊人的精湛水平。勒斯克将普林茨霍恩收藏的海因里希·赫尔曼·梅比斯的一幅作品与弗里达·卡罗的一幅作品进行了比较（图6.8）。

第三种方法被称为偏执狂批判方法，由萨尔瓦多·达利发明。达利将他那些本质上像谜题的作品中包含的视觉双重意义，归因于妄想造成的知觉变化。类似的多义性可以在普林茨霍恩收藏的画作中找到。在展览中，勒斯克将达利的一件作品置于纳特尔的《带兔子的世界之轴》旁边（图6.9）。

第四种方法是身形融合，即被肢解的身体部位得到重新排列和融合，常常造成令人震惊的效果。超现实主义者汉斯·贝尔默在他的绘画中就使用了这种技巧。

超现实主义者的目标是通过发明各种方法来挖掘自己的无意识心智，从而创造一种绘画艺术，这种艺术已经存在于精神病患者的艺术中。精神病艺术家自然且自我无意识地做到了这一点，超现实主义者通过刻意的努力也做到了，正如勒斯克的展览所显示的。这两组艺术家在我们身上唤起了普林茨霍恩所

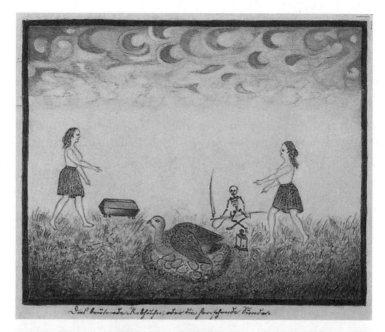

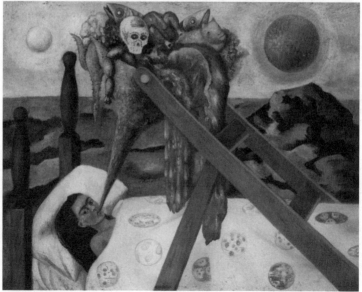

图 6.8 海因里希·赫尔曼·梅比斯，《孵蛋的山鹑或统治的罪恶》，年份不详（上）；弗里达·卡罗，《没有希望》，1945 年（下）。

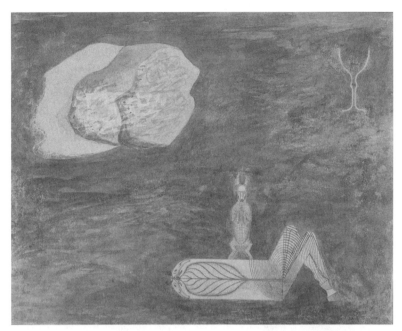

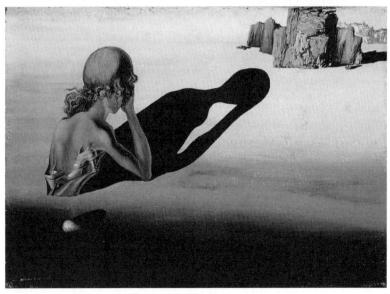

图 6.9 奥古斯特·纳特尔，《带兔子的世界之轴》，1919 年（上）；萨尔瓦多·达利，《悔恨，或狮身人面像埋在沙子里》，1931 年（下）。

描述的"令人不安的陌生感"。不仅如此，精神病艺术家没有受过训练，而超现实主义者则竭尽全力忘记他们所受的训练。毕加索声称他曾经画得像拉斐尔一样好，他花了毕生的时间才学会画得像个孩子。[22]

其他大脑障碍所揭示的创造力

几个世纪以来，在作家和艺术家群体中，心境障碍的异常盛行滋养了创造力源于疯癫的观点。人们在孤独症谱系患者中观察到了一种不同类型的"学者"天才。即使患有阿尔茨海默病和额颞痴呆等神经障碍，也能释放创造力。

凯·雷德菲尔德·贾米森在《疯狂天才：躁狂抑郁症与艺术气质》一书中回顾了大量研究，这些研究表明，作家和艺术家患躁郁症或双相障碍的比例远远高于普通人群。[23]例如，表现主义的两位创始人文森特·凡·高和爱德华·蒙克，浪漫主义诗人拜伦勋爵和小说家弗吉尼亚·伍尔夫都患有躁郁症。爱荷华大学的精神病学家南希·安德烈亚森研究了一些在世作家的创造力，发现他们患双相障碍的可能性是没有创造力的人的四倍，患抑郁症的可能性是后者的三倍。[24]

贾米森指出，双相障碍患者大多数时候都没有症状，但从抑郁转为躁狂时，他们会感到自己能量爆棚、有能力生出许多想法，这会极大地提高他们的艺术创造力。心境状态发生变化时的紧张和转换，以及双相障碍患者在健康期所获得的支持和训练，都是至关重要的因素。一些人认为，正是这些紧张和转换最终赋予了患有双相障碍的艺术家创造力。[25]

哈佛大学的露丝·理查兹对此做了进一步分析。[26]她检验了一种观点，即双相障碍的遗传易感性可能伴有创造力的预先倾向性。她检查了患者没有双相障碍的直系亲属，发现确实存在这种相关性。理查兹由此提出，导致患双相障碍风险更大的基因也可能带来更大的创造力。这并不是说双相障碍造就了创造力倾向，而是说拥有双相障碍关联基因的人也有更高的活力、热情和精力来表达自己的创造力并促进创造力发展。这些研究强调了遗传因素在促进创造力方面的重要性。

孤独症患者的创造力

孤独症患者创造性的问题解决方式与神经典型人群不同。英国东安格利亚大学的马丁·多尔蒂和他的同事在一项针对神经典型人群和孤独症患者的研究中发现，具有大量孤独症特质的人产生的想法比较少，却更具原创性。他提出，这些人更有可能直接奔向不太寻常的想法，因为他们较少依赖联想或记忆，而后两者会束缚创造性思维。[27]

在一项测试中，受试者被要求尽可能多地给出回形针的潜在用途。很多人说回形针可以用作钩子、大头针，或者用来清洁狭小的空间。不太常见的回答包括用它来给纸飞机加重，作为切下鲜花的金属丝，或者作为游戏中的代币。那些给出更多不寻常回答的人也具有更多的孤独症特质。同样，当受试者看到抽象画，并被要求提供尽可能多的想法来解释这些图像时，那些具有最多孤独症特质的人往往会想出更少但更不寻常的解释。

孤独症谱系中的一些人拥有明显的强项，少数人在音乐、算术、绘画等方面天赋异禀。这些孤独症天才中有许多人已经家喻户晓，其中之一是斯蒂芬·威尔特希尔，皇家艺术院前院长休·卡森爵士认为他可能是英国最棒的儿童艺术家。威尔特希尔能在观察一幢建筑几分钟之后，就快速、自信、准确地画出它。他完全凭记忆画画，不需要做笔记，他也很少遗漏或增添细节。正如卡森所言："斯蒂芬·威尔特希尔精确地画出了他所看到的，一点不多，一点也不少。"[28]

著名的神经学家和作家奥利弗·萨克斯对情绪和智力方面存在巨大缺陷的威尔特希尔在艺术上拥有如此天赋感到好奇。这让他不禁问道："艺术难道不是一种典型的个人视界和自我的表达吗？如果没有'自我'，一个人还能成为艺术家吗？"[29]一般来说，任何拥有自我感的人都必定对他人存在共情。萨克斯研究了威尔特希尔好几年，在这段时间里，他越来越明显地发觉，这个年轻人有着非凡的知觉能力，却从未产生过强烈共情。这就好像艺术的两个成分——知觉和共情——在他的大脑中被分开了。

另一位杰出的孤独症艺术天才是纳迪娅，她在两岁半的时候就开始画马，然后又用心理学家认为根本不可能的方式创作其他各种主题。到五岁的时候，她画的马可以与专业人士画的相媲美。她很早就表现出了对空间的把握，以及描绘物体外观和阴影的能力，这种透视感即便是那些有天赋的儿童艺术家也要到十几岁才会发展起来。[30]

我们不知道孤独症患者具有这种创造力的原因是什么，但弗朗西丝卡·哈佩和尤塔·弗里思通过回顾大量研究认为，原因可能涉及超常的感官敏锐度、对细节的关注、视觉记忆、对模式的检测，以及对反复练习的强迫性需求。近30%的孤独症谱系障碍患者在音乐、记忆、数字和日历计算、绘画或语言方面表现出特殊技能。此外，一些人还开发了多种才能。例如，斯蒂芬·威尔特希尔除了绘画能力，还拥有完美音高和音乐天赋。这些发现表明，数字或日历计算方面天赋的生物学基础与艺术或音乐方面天赋的生物学基础没有明显区别，这一结论可能也适用于神经典型人群。[31]

　　威斯康星大学研究孤独症天才的达罗·特雷费特认为，"对包括孤独症天才在内的学者综合征患者的深入研究，可以推动我们在理解和最大化大脑功能与人类潜能方面取得前所未有的进步"。[32]澳大利亚悉尼大学心智中心主任艾伦·斯奈德一直在探究一个观点，即孤独症患者大脑左半球对右半球创造潜能的控制比正常人要弱。[33]

阿尔茨海默病患者的创造力

　　许多阿尔茨海默病患者选择通过艺术来与家人交流。因此，艺术不仅成为一种创造性的表达方式，也成为他们在其他交流途径失败时可以使用的一种语言。

　　反之亦然，患上阿尔茨海默病的艺术家可以继续创作有趣的画作。这一现象在抽象表现主义和纽约画派的创始人之一威廉·德·库宁身上表现得尤为明显。1989年，德·库宁在接受检查时被发现有类似阿尔茨海默病的症状。他遭受了严重的记忆力丧失，还经常迷失方向，但当他走进工作室时，就又变得令人信服并投入创作。他晚期画作的简约、空灵和抒情与他早期画作极为不同，这丰富了他的作品集。[34]许多艺术史学家认为这并不令人惊讶，因为在许多情况下，特别是在像德·库宁这样的抽象表现主义者中，创造力更多地源自直觉而不是智力。

额颞痴呆患者的创造力

当额颞痴呆的发病起始于大脑左侧时，通常会影响患者说话，导致失语症。1996年，加州大学旧金山分校的布鲁斯·米勒注意到，他的一些伴有进行性语言障碍的痴呆患者开始表现出艺术创造力。以前画过画的患者开始使用更大胆的色彩，一些从未画过画的患者第一次拿起了画笔。具体来说，米勒的一些患者左侧额叶受损，而他们右脑后侧的区域活动增强，这些区域被认为参与了艺术创作。[35]

这种艺术创造力的爆发支持了约翰·休林斯·杰克逊的观点，即左脑和右脑具有不同的功能，它们相互抑制。虽然这种区别过分简化了像创造力这种复杂心理过程的本质——这些心理过程肯定有多个来源，但是我们现在从脑成像研究中掌握了足够的证据，证明艺术和音乐创造力的某些方面确实源自右脑。

就像阿尔茨海默病一样，额颞痴呆可能会导致艺术家的绘画风格以及行为发生戏剧性变化。在《查克·克洛斯的神秘变形记》一文中，作家威尔·S.希尔顿观察到这位著名画家在76岁时彻底颠覆了他独特的肖像画风格，事实上，是颠覆了他的一生。希尔顿写道：

> 在过去一年里，我一直在东海岸克洛斯的各个居所和公寓里停驻观察他，试图了解他生活中的变化，以及这些变化与他作品的联系。在我最近一次到访他的海滨居所时……他看起来晒黑了，经过休整……他整个上午都在我们身后的工作室里创作一幅巨大的自画像，我知道他对此很兴奋。……这与他过去20年的艺术创作有很大的不同。

他通常画在网格的每个方格里的疾笔和旋涡都消失了。取而代之的是，他只用一两种主导颜色填充每个方格，创造了一种笨重的数码效果，就像Commodore 64电脑上的图形。颜色本身是强烈且耀眼的，有着目眩的粉色和闪光的蓝色，而肖像画中的脸——他的脸——正好从中间一分为二，画布的两边呈现出不同的深浅。[36]

当克洛斯走进房间，开始与希尔顿谈论这幅画时，他的思维经常卡壳。卡了十来次后，希尔顿建议休息一下，他们同意第二天再见面。回想与克洛斯的见面和他的新绘画风格时，希尔顿想起了19世纪评论家威廉·黑兹利特对艺术家晚年的描述："人们觉得他们不那么凡胎俗骨，他们身上有着不朽的部分。"西奥多·阿多诺称之为"晚期风格"。[37]

第二天与希尔顿交谈时，克洛斯提到自己在上一年被误诊为阿尔茨海默病。他在恐慌中度过了几个星期后，得知诊断是错误的，取而代之的是另一个诊断结果。[38]从此他向别人提到自己患有额颞痴呆，这可以解释他行为的改变和耀眼的新风格。

创造力是人性固有的一部分

认为创造力与精神疾病相关的观点是一种浪漫主义谬论。创造力并非源自精神疾病，它是人性固有的一部分。正如鲁道夫·阿恩海姆所指出的："目前的精神病学观点认为，精神病不会造就艺术天才，充其量只会解放想象力，而在正常情况下，想象力可能会为社会和教育习俗的束缚所禁锢。"[39]

安德烈亚森对创造力和精神疾病的关系采取了不同的研究

方法。在《创造性大脑的秘密》一文中，她问道："为什么世界上最具创造力的头脑中，有如此多的人也是最痛苦的呢？"[40]

　　首先，安德烈亚森的研究和其他许多人的研究都支持创造力与智商无关的观点。许多高智商的人没有创造力，反之亦然。大多数有创造力的人是聪明，但正如安德烈亚森所说，他们不必"那么聪明"。

　　安德烈亚森确实发现，她研究的许多有创造力的作家在一生中的某些时候都遭受过心境紊乱，相比之下，她研究的对照组——没有作家那么有创造力，但智商分数与他们相当——只有30%的人遭遇心境紊乱。同样，贾米森和精神病学家约瑟夫·席尔德克劳特发现，在他们研究的有创造力的作家和艺术家中，有40%~50%的人患有抑郁症或双相障碍等心境障碍。[41]

　　安德烈亚森还发现，与对照组相比，极具创造力的人更可能有一个或多个患精神分裂症的直系亲属。这一发现提示了她，一些特别有创造力的人应该将他们的天赋归功于精神分裂症的一种亚临床变体，这种变体"使他们的联想思维得到充分松弛，足以增强他们的创造力，却又不足以使他们患上精神疾病"。[42]

　　安德烈亚森在她关于创造力的文章结尾，引用了西尔维娅·纳萨为曾获诺贝尔经济学奖并患有精神分裂症的数学家约翰·纳什撰写的传记《美丽心灵》中的一场对话：

　　　　纳萨描述了纳什在麦克莱恩医院住院期间接受一位数学家同事来访时的情形。这位同事问道："你，一个数学家，一个致力于推理和逻辑真理的人，怎么会相信外星人在向你传递信息呢？怎么会相信你被来自外太空的外星人招募来拯救世界呢？"纳什回答："因为有关超自然生命体的想法出现在我脑中的方式和我的数学想法出现的方式是一样的，所以我很认真地对待它们。"[43]

在最近发表于《自然·神经科学》的一项大型研究中，冰岛解码遗传学公司的科学家罗伯特·鲍尔和同事发现，那些增加患双相障碍和精神分裂症风险的遗传因素，在从事创造性工作的人群中更普遍。[44]画家、音乐家、作家和舞蹈家携带这些基因变异的可能性比农民、体力劳动者和销售员这些从事所谓不需要什么创造力的职业的人平均高出25%。这项研究的共同作者、解码遗传学公司的创始人兼首席执行官卡里·斯特凡松说："要想有创造力，你必须以不同的方式思考。而当我们展现不同的时候，往往会被贴上奇怪、疯狂甚至精神错乱的标签。"[45]

由于将精神病状态视为与正常行为迥然不同的状态，我们没能认识到，这些状态通常是在普通人群中发现的性格类型或气质的戏剧性表现，而且通常在有创造力的思想家、科学家和艺术家的头脑中发现得更多。也就是说，与没有精神疾病的人相比，患有大脑障碍的人很可能更容易接触到他们无意识的某些方面。就创造力而言，这种差异尤为关键。同样重要的是，精神病患者很容易接触到其无意识世界中的创造力，这一点可以被效仿，正如超现实主义艺术家试图展示的那样。

展望未来

抛开创造力是由缪斯或疯癫激发的这一观点，接受它是基于大脑的这一事实之后，我们仍然面临着一些问题。

在我们看来，创造力是不同寻常的。我们大家都有想象力，都创造性地利用它来解决问题和提出新想法。然而，不可否认的是，那些有能力创造非凡新事物的人存在一些不同之处。虽然内在驱力和努力工作必不可少，但这似乎不足以解释为什么有些人具有非凡的创造力。

精神分裂症和双相障碍等精神疾病已经说明了无意识心理过程在创造力中扮演的核心角色。对孤独症患者的研究让人们对天才的本质和创造性问题解决的本质有了新的认识。阿尔茨海默病和额颞痴呆揭示了我们大脑的可塑性。这些障碍可能会损害左脑，解放更具创造力的右脑，从而带来新的或截然不同的创造力。

到目前为止，我们从生物学中学到的是，创造力部分源于在大脑中解除了抑制，并无意识地创造了新的联系。结果带来了看待世界的新方式，安德烈亚森发现，这往往会产生强烈的喜悦和兴奋感。[46]我们在任何一种创造性的努力中都会召唤我们的无意识，无论是解决某个问题，还是在两个科学发现之间看到一点新关系，抑或是创作一幅肖像画或者观看一幅肖像画。

无意识！无论我们生病还是健康，我们的每一个行动、知觉、思想、记忆、情绪和决定都需要召唤它。意识也不例外。意识是人脑的最后一个大谜团，我们将在第11章看到，它也需要无意识过程的参与。

7　帕金森病与亨廷顿病
——影响运动功能的神经障碍

由于运动对我们大多数人来说都非常直观，我们可能没有意识到它有多复杂。在行动之前，我们的大脑必须向身体发出指令，命令肌肉屈曲或放松。这些指令由运动系统控制，后者包括一套精心设计的神经环路和通路，它们始于大脑皮层，沿着脊髓向下延伸，辐射到我们身体的每一个角落。

运动系统一旦出现问题，人就会表现出不寻常的行为和动作，或者是对运动失去控制。问题也会清楚地显示在大脑中，所以神经病学家才会热衷于解剖学，把神经障碍溯源到大脑中对它们起作用的特定神经环路。

对神经障碍的这些研究大大促进了我们对正常大脑功能的理解。事实上，一直到20世纪50年代，临床神经病学还被戏称为可以诊断一切却无法治疗丝毫的医学学科。不过，从那以后，对神经障碍的分子机制的新洞见已经彻底改变了对帕金森病、脑卒中甚至脊髓断裂患者的治疗。

神经病学的许多新洞见来自对蛋白质折叠的研究。蛋白质通常折叠成特定的三维形状。如果折叠错误或出现其他异常，它们就会在大脑中凝结积聚，导致神经细胞死亡。我们已经知道，阿尔茨海默病和额颞痴呆是蛋白质折叠障碍造成的。而现在我们了解到，亨廷顿病、帕金森病和其他一些疾病似乎也与蛋白质折叠的缺陷有关。

本章我们首先剖析运动系统的运作原理。然后讲讲我们对帕金森病和亨廷顿病的了解。最后我们会探讨蛋白质折叠障碍的共同特征，被称为朊病毒的怪异蛋白质的自我复制，以及对蛋白质错误折叠的遗传学研究。

运动系统的非凡技能

运动系统控制着人体650多块肌肉，让我们可以做出各种各样的动作，从反射性的抓痒到芭蕾舞者的脚尖旋转，从打喷嚏到走钢丝。其中一些动作是与生俱来的，也就是说，我们执行这些动作的能力内置于我们的大脑和脊髓中，比如我们生来就被编程为直立行走。但许多动作是后天习得的，需要成千上万小时的练习。

协调所有这些肌肉是一项巨大的挑战，然而运动系统完成大部分动作都不需要任何有意识的指示。我们不需要想着如何奔跑、跳跃或伸手取物，我们只需要做就对了。那大脑是如何启动和协调一系列复杂动作的呢？

大约一百年前，英国生理学家查尔斯·谢林顿认识到，虽然我们的感官为信息进入大脑提供了许多途径，出路却只有一条——运动。大脑不断接收大量的感觉信息，最终将其转化为协调的运动。他推断，如果我们能够理解运动，我们就会向理解大脑迈近一大步。

谢林顿发现，我们脊髓中的每个运动神经元都会向全身630

多块肌肉中的一块或多块发出信号。此外，他还认识到，大脑除了发起运动并让肌肉执行，还需要获得关于身体表现的反馈。肌肉是否做出了预期的动作？做得有多快，又有多准确？

大脑中有一类特殊的神经元，会反馈每块肌肉的运动情况，被称为感觉反馈神经元，它们不同于通过我们的感觉器官向大脑传递相关外界信息的感觉神经元。这些反馈神经元是运动系统的一部分，大脑利用它们反馈的信息，来创造我们对自己身体以及四肢在空间中的相对位置的内部感觉，这种感觉被称为本体感觉。如果没有本体感觉，我们将无法在闭上眼睛的情况下指向身体的某个区域，也无法在不看着自己双脚的情况下向前迈步。

为了研究运动系统如何协调动作，谢林顿转向了最简单的运动环路——反射。反射运动由一条通路控制，该通路将肌肉中的反馈神经元直接连接到脊髓中的运动神经元，而不需要大脑参与。所以你才无法对反射运动施加很多控制，就算你试着主动控制也没用。

通过对猫的反射进行实验，谢林顿发现运动神经元有选择地接收和响应两种截然不同的信号——兴奋性信号和抑制性信号——中的一种。例如，兴奋性信号触发了启动肢体伸展的运动神经元，与此同时，抑制性信号则告诉控制肌肉屈曲的运动神经元放松肌肉。因此，即使是一个简单的膝跳反射也需要两个同时发出的相反指令：伸展膝关节的肌肉必须兴奋起来，而屈曲膝关节的拮抗肌必须受到抑制。

这一惊人的发现使谢林顿总结出一个原理，该原理不仅适用于反射运动，而且适用于整个大脑的组织逻辑。在最广泛的意义上，神经系统中每个环路的任务是把它接收的兴奋性和抑制性信号加总起来，由此决定是否把信号传递下去。谢林顿将这一原理称为"神经系统的整合活动"。[1]

谢林顿的工作第一次证明，我们可以通过研究比较简单的神经环路来理解复杂的神经环路，这一原理现在被广泛用于神经科学的研究中。从这个意义上来说，他既提出了我们今天所面临的挑战，又确立了赢得这些挑战的方法。1932年，他和我们在第1章中认识的埃德加·阿德里安因发现神经元如何协调活动而分享了诺贝尔生理学或医学奖。

帕金森病

在美国，大约有100万人患有帕金森病。每年新增6万个病例，还有相当数量的额外病例没有得到诊断。在世界范围内，有700万至1000万人患有这种疾病，他们通常在60岁左右开始发病。

1817年，英国医生詹姆斯·帕金森在《论颤抖性麻痹》一文中首次描述了帕金森病。[2]帕金森描述了六个病人，他们都有三个特征：休息状态下的震颤、异常的姿势、运动缓慢并减少（术语叫运动迟缓）。随着时间的推移，这些病人的症状变得越来越严重。

又过了一个世纪，才有更多关于该病的论著发表。1912年，弗雷德里克·路易描述了帕金森病死者大脑中某些神经元内的包涵体，也就是蛋白质团块。接着是1919年，在巴黎求学的俄国医学生康斯坦丁·特列季亚科夫描述了黑质，他认为这是与帕金森病有关的脑区（图7.1）。

黑质位于中脑，两侧各一，呈黑带状。它的颜色来自一种

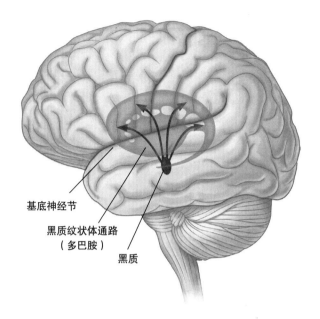

基底神经节

黑质纹状体通路
（多巴胺）

黑质

图 7.1 受帕金森病影响的大脑区域。黑质中产生的多巴胺沿着黑质纹状体通路传递到基底神经节。

叫作神经黑色素的化合物，我们现在知道这种化合物源自多巴胺。特列季亚科夫在对一个帕金森病死者的大脑进行解剖时发现黑质色素减少，这表明细胞流失。不仅如此，他还看到了路易所描述的蛋白质团块。特列季亚科夫称它们为路易小体，是该疾病的一个标志物。

又过了40年，阿尔维德·卡尔松在帕金森病患者的大脑中发现了多巴胺，确切地说是低浓度的多巴胺。卡尔松对三种神经递质感兴趣：去甲肾上腺素、血清素和多巴胺。他特别想知道其中哪一种参与了由药物诱发的帕金森病。利血平是一种用于治疗高血压的药物，已被发现在人和动物身上会引起帕金森病的症状。没有人知道利血平是如何运作的，但早期的研究人员发现，它导致了血清素的减少。

　　卡尔松想知道利血平是否也会减少多巴胺。他将这种药物注射到兔子体内，发现它使兔子无精打采；它们耳朵下垂，无力移动。为了抵消这些影响，他给兔子注射了血清素的化学前体。但什么也没有发生。然后，他又注射了多巴胺的前体左旋多巴，瞧，兔子醒过来了。卡尔松认识到他的发现的重要性，并于1958年提出，多巴胺在某种程度上参与了帕金森病。[3]

　　卡尔松接下来的研究表明，多巴胺对调控肌肉运动至关重要。[4]我们在第4章已经知道，用于治疗精神分裂症患者的抗精神病药会减少脑中的多巴胺，导致帕金森病中典型的异常肌肉运动。卡尔松进一步发现，帕金森病的早期症状是由于黑质中产生多巴胺的神经元死亡造成的，尽管他当时还不知道是什么原因导致了细胞死亡。[5]今天，我们知道这些神经元死于一种蛋白质折叠障碍：产生多巴胺的神经元内发现的路易小体就是错误折叠的蛋白质团块，它们被认为会杀死细胞。随着疾病恶化，除了黑质以外，大脑的其他区域也会受到影响。

　　奥地利的奥勒赫·霍尔尼凯维奇在尸检中发现，帕金森病患者大脑中的多巴胺被耗尽了（图7.2）。[6]1967年，纽约布鲁克海文国家实验室的乔治·科齐亚斯给患者注射左旋多巴来替代被耗尽的多巴胺。[7]起初，注射左旋多巴被视为一种行之有效的疗法，但经过几年的蜜月期后，它不受重用了，因为它只在黑质中存在产生多巴胺的细胞时才有效。随着产生多巴胺的细胞逐渐死亡，药物的效果会突然消失，导致患者出现不随意运动，也就是运动障碍。我们显然需要寻找一种替代疗法。

　　其中一种替代疗法是手术。帕金森病首个有效的外科疗法

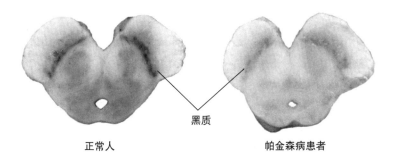

正常人　　　　　　　　　　　　帕金森病患者

图 7.2 帕金森病患者的黑质中失去了产生多巴胺的细胞（呈黑带状）。

是在帕金森首次描述这种疾病150年后由一些神经外科医生实施的，为了帮助那些身体不受控制地过度震颤且运动受限的病人，他们做出大胆尝试。这些外科医生主要通过不断试误来确定基底神经节和丘脑中引发震颤的神经环路的特定区域，并通过损毁这些区域来减轻患者的症状。

　　20世纪七八十年代，研究人员在理解运动系统的解剖学和生理学方面取得了巨大进展，主要贡献是当时在约翰·霍普金斯大学、目前在埃默里大学工作的马伦·德朗。他发现基底神经节的一个特定区域底丘脑核，也富含产生多巴胺的神经细胞，并在控制运动方面发挥着关键作用。[8]

　　就在德朗研究底丘脑核的时候，一种被毒贩称为"合成海洛因"的新型毒品出现在美国街头。这种毒品中包含杂质MPTP（1-甲基-4-苯基-1,2,3,6-四氢吡啶），该杂质会导致帕金森病中典型的运动迟缓、震颤和肌肉僵硬。一些吸食过这种毒品的年轻人死后，尸检显示MPTP破坏了底丘脑核，并随之破坏了产生多巴胺的神经细胞。这种脑损伤在活着的吸毒者脑中无法逆转，不过左旋多巴对他们确实有效。

科学家随后利用MPTP创建了一个帕金森病的猴子模型。他们预期发现，产生多巴胺的细胞受到破坏会造成底丘脑核活动不足，从而引起帕金森病的症状。但是当德朗开始记录猴子底丘脑核的单个神经元的电信号时，他发现了一些截然不同的现象：这些神经元异常活跃。令他吃惊的是，帕金森病的症状不是由这些神经元的活动减少引起的，而是由活动的异常增加引起的。

为了测试这种异常活动是不是造成帕金森病震颤和肌肉僵硬的原因，德朗损毁了猴子一侧大脑的底丘脑核，使异常活动终止。1990年，他发表了令世人震惊的结果：损毁患有帕金森病的猴子一侧大脑的底丘脑核，导致该猴子对侧身体的震颤和肌肉僵硬消失。[9]

德朗的发现启发了法国格勒诺布尔约瑟夫·傅立叶大学的神经外科医生阿利姆-路易·本·阿比德，他开始考虑用脑深部电刺激来治疗帕金森病患者。我们已经知道，脑深部电刺激需要在大脑中植入电极，并在身体其他地方植入由电池驱动的器件。该器件将高频电脉冲送入某个神经环路，针对帕金森病是送入底丘脑核。这些脉冲造成环路失活，非常类似猴子的底丘脑核受损，从而阻止异常活动对受控运动的干扰（图7.3）。这种疗法是可调节和可逆的。

到20世纪90年代，脑深部电刺激几乎取代了其他所有对帕金森病的手术治疗。它并不是对每个人都有效，也不能治愈疾病：它只治疗帕金森病的症状。如果发送电脉冲的器件电池失效或电线断开（这种情况很少发生），治疗的效果几乎立即消失。

脑深部电刺激也被成功地用于治疗抑郁症等精神障碍。在这种情况下，电脉冲不是刺激运动环路以减轻运动障碍的症状，

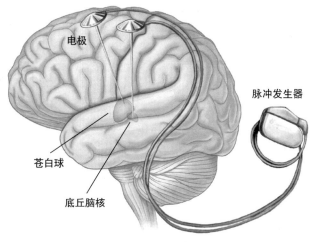

电极

脉冲发生器

苍白球

底丘脑核

图 7.3 脑深部电刺激

而是刺激大脑的奖赏系统以减轻抑郁症的症状。因此，脑深部电刺激最终可能被证明是一种针对特定神经环路而不是特定疾病的疗法。

亨廷顿病

在美国，大约有 3 万人患有亨廷顿病，男女患病率相同。患者首次发病的年龄差异很大，但平均发病年龄为 40 岁。受训于哥伦比亚大学的医生乔治·亨廷顿在 1872 年首次描述了这种疾病，他注意到这种疾病的特征是具有遗传性、不随意运动，以及人格和认知功能变化。他的描述非常清晰准确，其他医生据此可以轻易做出诊断，于是他们以他的名字命名这种疾病。

不同于帕金森病早期相当局部的症状表现，亨廷顿病的症状在非常早期就表现得更为广泛，并会导致认知和运动缺陷，包括睡眠障碍和痴呆。它主要影响基底神经节，但也影响大脑皮层、海马体、下丘脑、丘脑，偶尔还影响小脑（图7.4）。

　　对亨廷顿病的研究经过许多年的努力才取得进展，1968年，著名精神分析师米尔顿·韦克斯勒（他的妻子患有亨廷顿病）成立了遗传性疾病基金会。在他心里，成立基金会有着双重目的：为基础研究筹集资金，同时组织一支科学队伍专注于亨廷顿病的研究。该基金会极大地促进了我们对这种疾病的认识。

　　由于亨廷顿病具有遗传性，基金会成立初期把重点放在寻找关键基因上。1983年，戴维·豪斯曼和詹姆斯·古塞拉使用一种称为外显子扩增的新策略，把亨廷顿病定位到了4号染色体顶端的一个基因上，他们将该基因命名为亨廷顿。[10]

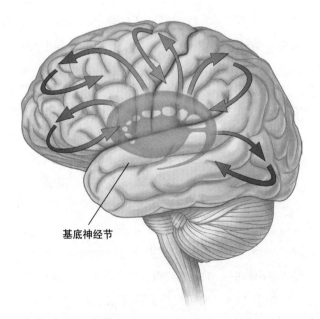

基底神经节

图7.4 亨廷顿病发病之初就影响基底神经节，随后扩散到整个大脑皮层。

十年后，由遗传性疾病基金会组织的一个名为基因猎手的国际合作小组，终于分离出了突变的亨廷顿基因并对其进行了测序。[11]该基因被分离出来后，就可以插入蠕虫、苍蝇或小鼠的基因组中，以观察亨廷顿病的进程。基因猎手注意到突变的亨廷顿基因有一部分比正常的要长。这一部分被称为CAG扩增，正是它导致了亨廷顿病。

我们的基因本质上是一本用四个字母C（胞嘧啶）、A（腺嘌呤）、T（胸腺嘧啶）和G（鸟嘌呤）写成的指令手册。手册里每个单词都由三个字母组成。CAG这个单词编码氨基酸谷氨酰胺，蛋白质合成时需要将其插入蛋白质中。在亨廷顿病中，突变基因的一部分一再重复CAG这个单词，导致蛋白质中插入了过多的谷氨酰胺。这种扩增的谷氨酰胺链造成了蛋白质在神经元内结块，进而杀死了细胞。我们携带的亨廷顿基因的这一部分都

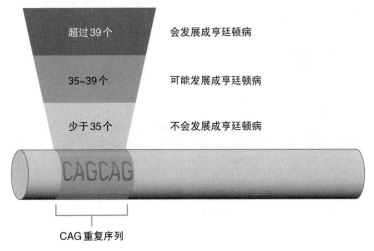

图7.5 蛋白质中的CAG长链导致其在细胞内结块，变得有毒。患亨廷顿病的风险随着CAG重复数的增加而增加。

存在CAG重复序列，但如果一个人遗传了这个基因的突变版本，其中包含了超过39个CAG，就会发展成亨廷顿病（图7.5）。

没过多久，又有十种疾病被发现存在类似的CAG扩增，包括脆性X染色体综合征、几种不同形式的脊髓小脑性共济失调，以及强直性肌营养不良。所有这些疾病都影响神经系统，都有错误折叠的蛋白质团块形成，而且都会导致细胞死亡。

蛋白质折叠障碍的共同特征

现在我们知道，帕金森病和亨廷顿病的核心分子机制与其他几种神经退行性疾病类似，包括克－雅病、阿尔茨海默病、额颞痴呆、慢性创伤性脑病（反复遭受脑震荡的人所发生的进行性脑退化），以及遗传形式的肌萎缩侧索硬化（ALS，又称卢伽雷病）。所有这些疾病都是异常折叠的蛋白质在大脑中形成团块、变得有毒并最终杀死神经元造成的（图7.6）。

1982年，加州大学旧金山分校的斯坦利·普鲁西纳宣布了一个惊人的发现：一种具有感染性且异常折叠的蛋白质与罕见

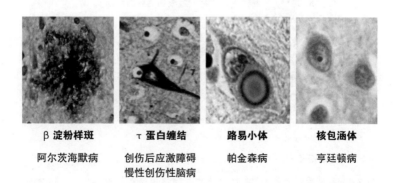

β 淀粉样斑	τ 蛋白缠结	路易小体	核包涵体
阿尔茨海默病	创伤后应激障碍	帕金森病	亨廷顿病
	慢性创伤性脑病		

图7.6 异常折叠的蛋白质在大脑中形成团块，导致神经退行性疾病。

的退行性大脑障碍克－雅病有关。[12]普鲁西纳把这种蛋白质称作朊病毒。

朊病毒是在正常的前体蛋白错误折叠时形成的。正常构象的前体蛋白介导细胞健康运作，这在大脑中随处可见。像其他细胞一样，神经元也有内部机制来监测蛋白质的形状。通常这些机制会对细胞的突变或损伤进行修补，但随着我们的年龄增长，这些机制变弱，在防止形状变化方面的效果变差。当这种情况发生时，突变的基因或对细胞的损伤就可能导致正常的前体蛋白错误折叠成致命的朊病毒形态。朊病毒在神经元内形成不溶性团块，这会破坏神经元的功能并最终导致神经元死亡（图7.7）。

朊病毒之所以如此不寻常且如此危险，是因为它们有自我复制的能力。换句话说，朊病毒不需要基因就能复制。因此，这些折叠错误的蛋白质本质上是具有感染性的。它们可以由受到感染的神经元释放并被邻近的细胞摄取，在那里它们诱发正常的前体蛋白异常折叠，变成朊病毒并最终杀死细胞（图7.8）。

研究朊病毒的形成机制为旨在防止或逆转蛋白质错误折叠的研究提供了新的可能性。目前还没有减缓大脑退化的药物，但是朊病毒的形成机制提供了三个可能的干预节点：（1）正常的前体蛋白折叠成朊病毒形态的节点，（2）朊病毒形态聚集成纤维的节点，（3）斑块、缠结和小体形成的节点（图7.9）。

普鲁西纳对朊病毒做出的惊人观察——它们不包含DNA，却可以复制并感染其他细胞——最初在许多科学家群体中遭遇了相当大的抵制。但是到了1997年，在发现这种自我复制、错误折叠的蛋白质15年后，普鲁西纳被授予了诺贝尔生理学或医学奖。2014年，他写了一本书讲述自己那些年的经历：

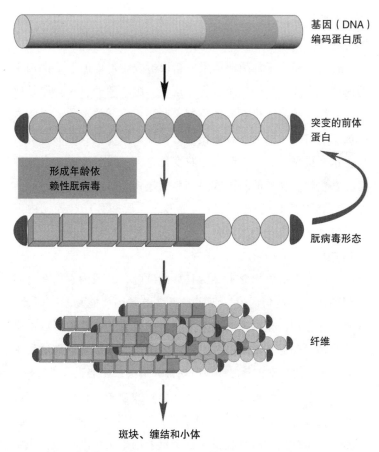

基因（DNA）编码蛋白质

突变的前体蛋白

形成年龄依赖性朊病毒

朊病毒形态

纤维

斑块、缠结和小体

图 7.7 年龄依赖性朊病毒的形成：突变的前体蛋白可导致正常蛋白改变形状。

　　我写这本书是因为我担心科学史学家和记者都无法准确讲述我的研究工作。这本书以第一人称写成，讲述了让我得以鉴定感染性蛋白质（我命名为朊病毒）的那些思考、实验以及周边事件。我试图描述现在回过头来看很是

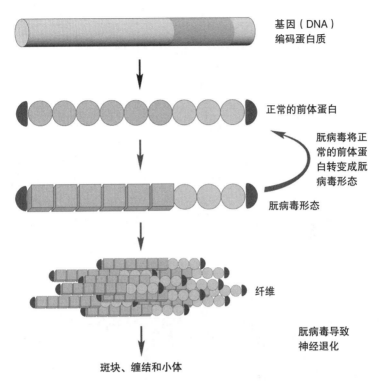

基因（DNA）编码蛋白质

正常的前体蛋白

朊病毒将正常的前体蛋白转变成朊病毒形态

朊病毒形态

纤维

朊病毒导致神经退化

斑块、缠结和小体

图7.8 错误折叠将正常的前体蛋白转变成朊病毒，然后在大脑中形成有毒的团块。

大胆的一个研究计划：确定导致羊瘙痒病的病原体的成分，这种农场疾病的病因在当时还是一个谜。曾经有许多次，我担心自己的数据会把我引向死胡同。尽管我对这个问题很着迷，但也笼罩在对失败的恐惧中；我的焦虑几乎每时每刻都很明显。这个问题是不是非常棘手？当小小的成功出现时，反对者也成群出现，他们质疑我的研究是否明智，也质疑我的科研能力；事实上，有些时候，除了我

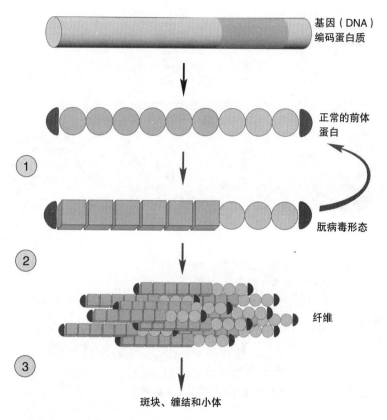

图 7.9 防止或逆转蛋白质错误折叠的三个可能的干预节点。

的天真和激情，没有什么支持我。

科学界许多领域对朊病毒都抱有怀疑和经常性的敌意，这反映了他们对思维上深刻转变的抵制。朊病毒被视作一个异类：它们可以复制和感染，却不包含遗传物质，既不包含DNA也不包含RNA；因此它们构成了我们对生物世界既有认识的一个颠覆性转变。发现朊病毒所带来的成果是巨大的，而且还在继续扩大。搞清楚它们在阿尔茨海默病和帕金森病中的致病机制，对诊断和治疗这些总是致命的常见疾病具有重要意义。[13]

蛋白质折叠障碍的遗传学研究

果蝇是无脊椎动物模型中的佼佼者。它最早是由哥伦比亚大学的托马斯·亨特·摩尔根开发的实验生物，用于研究染色体在遗传中的基本功能。后来，西摩·本泽专注于研究参与果蝇行为的基因。他发现各种基因在被称为基因通路的复杂网络中一起工作。

对于许多疾病，果蝇和人类不仅共享基因，而且共享整个基因通路。科学家利用这些在进化过程中一直保有的共享特征，获得了对包括神经障碍在内的人类疾病的关键洞见。使用果蝇的一个优点是能加快研究进程。人患上像帕金森病这样的疾病可能需要几十年，但在果蝇身上只需要几天或几星期。在帕金森病中发生突变的一个关键基因 SNCA（α-突触核蛋白），就是首先在果蝇身上鉴定出来的（图7.10）。

帕金森病通常是自发发生的，原因尚不清楚，但有几个因素在起作用，包括患者的基因（某些基因变异被认为会增加患帕金森病的风险）和接触的某些毒素。在其罕见的遗传形式中，SNCA 基因发生突变，导致大脑中的 α-突触核蛋白数量过多，或者大脑中的 α-突触核蛋白折叠错误，或者两种情况兼有。由于所有帕金森病患者，甚至那些不是遗传而来的患者，其大脑中都存在一种或两种上述蛋白质异常的情况，科学家据此得出结论：突变的基因可能揭示了这种疾病的某些普遍特征。

多巴胺能神经元数量正常

多巴胺能神经元被α-突触核蛋白耗竭

Hsp70阻止了多巴胺能神经元的减少

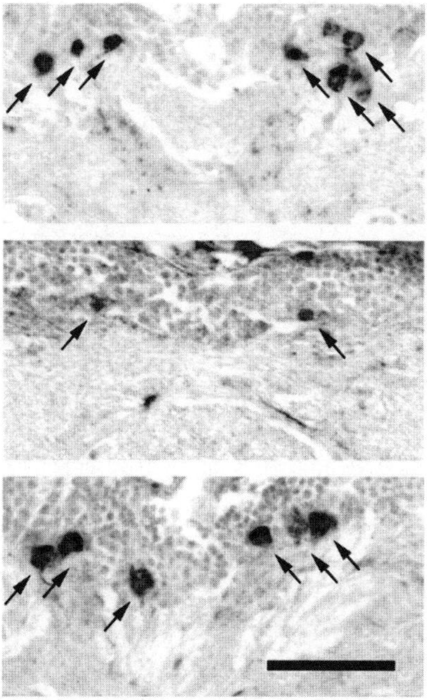

图 7.10 果蝇脑中具有正常的α-突触核蛋白（上）；由突变基因产生的α-突触核蛋白导致多巴胺能神经元耗竭（中）；促进正常再折叠的辅助蛋白 Hsp70 作用于突变蛋白（下）。箭头所指的是产生多巴胺的神经元。

　　事实证明，由突变基因产生的蛋白质是路易小体的主要成分。这些小体是当α-突触核蛋白异常折叠时在神经元内形成的有毒团块。

　　研究人员将突变的 *SNCA* 基因插入果蝇脑中产生多巴胺的神经元内，看看会发生什么。他们知道，多巴胺对于肌肉控制至关重要，而多巴胺不足会导致帕金森病特有的麻痹和其他异常运动。这些科学家发现，凭借插入突变的基因，他们损害了产生多巴胺的神经元的功能。其结果是对果蝇的行为造成影响，与帕金森病对人类行为的影响极其相似。[14]

果蝇和人类一样，有保守的分子通路——分子伴侣通路——来帮助蛋白质恢复正常形状，有时甚至可以逆转错误折叠。通过帮助蛋白质正常折叠，这些伴侣通路可以防止形成团块。科学家想知道，如果给果蝇提供更多在伴侣通路中发挥作用的辅助蛋白，会发生什么。也许更多辅助蛋白的存在将促进α-突触核蛋白的正常折叠和多巴胺能神经元的健康生产。

通过添加辅助蛋白，产生多巴胺的神经元不再受到损害。伴侣蛋白也被发现可以改善运动障碍：带有突变的 *SNCA* 基因的果蝇攀爬能力差，但当带有相同突变基因的果蝇过度表达伴侣蛋白时，它们就能够正常攀爬。这种做法在其他神经退行性疾病的果蝇模型（现在有很多）以及一些神经退行性疾病的小鼠模型中也起作用，再次说明了动物模型对人类疾病研究的效用。

展望未来

帕金森病、亨廷顿病、阿尔茨海默病、额颞痴呆、克-雅病和慢性创伤性脑病都对我们的思维和行为、记忆和情绪产生了广泛的影响。不过，现在我们知道，这些疾病和其他神经退行性疾病有一个共同的基本分子机制：由于蛋白质不能正确折叠，最终杀死了神经元。

我们还知道，任何特定蛋白质的功能都是由其独特的形状决定的，这种形状是通过极其精确的折叠过程形成的。因此，由蛋白质折叠障碍引起的显著不同症状，都可归因于负责大脑中特定功能的特定蛋白质的形状变化。正如我们已经看到，错误折叠的蛋白质造成了产生多巴胺的神经元死亡，并导致了帕金森病。而一个突变基因在蛋白质合成过程中调来了太多的谷氨酰胺，使得错误折叠的蛋白质在大脑中形成团块，结果导致了亨廷顿病及其他若干神经系统疾病。一种自我复制、折叠错误的蛋白质被称为朊病毒，是它造成了克–雅病和相关疾病中发现的有毒缠结，而它竟然是一种传染性病原体。

　　目前还没有减缓大脑退化的药物，不过脑深部电刺激可以让引起不受控运动的神经环路恢复平静，从而使帕金森病患者的症状得到缓解。如今对神经障碍的研究包括遗传和分子研究，这或许能为科学家提供切入点来防止或逆转蛋白质的错误折叠过程。正如我们上文所看到的，动物模型的遗传学研究已经开始推动我们朝着这个目标前进。

8 焦虑症与精神病态行为

——调控情绪与决策的脑区异常

我们在超市购物或在聚会上与陌生人聊天时，会无意识地依赖情绪来帮助我们驾驭这些情境。我们在做决定时也会无意识地依赖自己的情绪。情绪是我们对周围环境做出反应时出现在大脑中的准备状态。它们给我们提供关于周遭世界的关键反馈，为我们的行动和决定打下基础。在第3章，我们了解了心境——我们的个人气质——中的情绪，确切来说，是了解了心境障碍的生物学所揭示的自我感。在本章，我们会考察情绪的本质，包括它的有意识和无意识成分，以及它在我们生活的其他方面所发挥的重要作用。

我们的大脑中有一个趋近－回避系统，它鼓励我们寻找能唤起愉悦情绪的经历，同时避开那些能唤起痛苦或恐惧情绪的经历。本章将探讨动物研究能让我们了解大脑是如何调控恐惧情绪的，我们还会认识人类焦虑症的本质，特别是创伤后应激障碍，这是一种极端的恐惧反应。通过研究这些疾病，科学家正在探索情绪源自脑中何处，它们又如何控制我们的行为。我们还会了解科学家针对焦虑症所使用的药物治疗和心理治疗的新方法。

因为情绪是影响我们做出从最简单到最复杂的任何决定的一股强大力量，所以本章还会探讨影响我们如何做出决定（包括道德决定）的重要生物学因素。我们会看到调控情绪的脑区受损如何抑制我们的情绪并对我们做出选择的能力产生不利影响，还会看到控制情绪加工和道德决策的脑区存在缺陷如何导致精神病态的行为。

情绪的生物学

查尔斯·达尔文是探讨情绪生物学的第一人。他在研究进化论的过程中，逐渐认识到情绪是所有文化中的所有人共享的心理状态。他对儿童尤其感兴趣，因为他认为他们是以一种纯粹和强烈的形式在表达情绪。由于儿童很少会压抑自己的感受或者伪造表情，达尔文认为他们是研究情绪之重要性的理想对象（图 8.1）。在 1872 年出版的《人类和动物的表情》一书中，达尔文还对不同物种的情绪首次进行了比较研究。他的研究表明，情绪的无意识成分同时存在于动物和人类身上，他还指出这些无意识成分在整个进化过程中得到了极好的保留。

我们都熟悉诸如恐惧、喜悦、嫉妒、愤怒和兴奋等情绪。在某种程度上，这些情绪是自发的：执行这些情绪的大脑系统是在我们没有意识到的情况下运作的。与此同时，我们体验到一些感受，这是我们完全意识到的，于是我们能够描述自己是害怕的、愤怒的、暴躁的、惊讶的或高兴的。对情绪和心境的研究有助于揭示无意识和有意识的心理过程之间相互渗透的边界，记录这些看似不同的认知类型持续相互作用的方式。我们在第 6 章探讨创造力时已经了解了大脑中无意识和有意识心理过

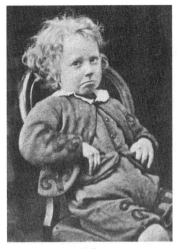
悲伤

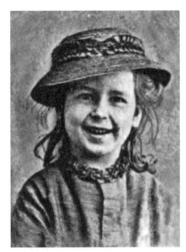
快乐

图8.1 达尔文在儿童身上研究情绪,因为他们以最纯粹的形式展示情绪。

程的不同,在第11章讨论无意识时将再次回到这一点。

我们所有的情绪都包含两个成分。第一个成分是无意识发生的,通过外在的表达显现出来,第二个成分则是主观且内在的表达。美国著名心理学家威廉·詹姆斯在1884年发表的《情绪是什么》一文中描述了这两个成分。詹姆斯给出了一个深刻的洞见:不仅是大脑向身体传递信息,同样重要的是,身体也向大脑传递信息。

詹姆斯提出,我们对情绪的有意识体验只会发生在身体的生理反应之后,也就是说大脑对身体做出了反应。他认为,当我们遇到一个潜在的危险情境时,比如有一只熊挡在路上,我们并不会有意识地评估危险,接着感到害怕;而是在看到熊的时候就本能地、无意识地做出反应,先逃离它,之后才会感到恐惧。换句话说,我们首先自下而上地加工情绪——感觉刺激造成我们的心率和呼吸骤增，导致我们逃跑；然后才会自上而下地加工情绪——用我们的认知来解释身体发生的生理变化。詹姆斯指出："如果知觉没有身体状态跟随其后，那知觉只会是纯粹的认知形式，是苍白的、无色的、缺乏情感温度的。"[1]

情绪的第二个成分是主观且内在的情绪体验，即有意识地觉知我们的感受。在本书中，我们遵从南加州大学脑与创造性研究所所长安东尼奥·达马西奥的指引，将"情绪"一词限定为可观察且无意识的行为成分，而用"感受"一词来指称情绪的主观体验。

对情绪的解剖

情绪可以沿着效价和强度两条轴线来进行分类。效价关乎情绪的性质，指的是在从回避到趋近的一系列感受中，某件事让我们感到多积极或多消极（图8.2）。强度指的是这一情绪引发的生理唤醒程度（图8.3）。我们确实可以将大多数情绪映射到这两条轴上。这样做并不能捕捉某一特定情绪的全部属性，但它确实以一种方式呈现了情绪，在将面部表情与产生这些表情的大脑系统进行匹配时很有用。

大脑中的许多结构都与情绪有关，其中有四个结构特别重要：下丘脑，它是情绪的执行者；杏仁核，它协调管理情绪；纹状体，它在我们形成习惯（包括成瘾）时起作用；前额叶皮层，它评估当前情境下特定的情绪反应是否适合（图8.4）。前额叶皮层与杏仁核和纹状体存在交互作用，并在一定程度上控制后两者。

我们说杏仁核"协调"情绪，是因为它把情绪体验的无意

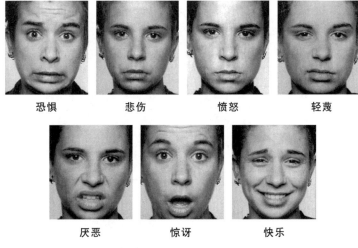

| 恐惧 | 悲伤 | 愤怒 | 轻蔑 |

| 厌恶 | 惊讶 | 快乐 |

图8.2 情绪的效价, 从回避到趋近

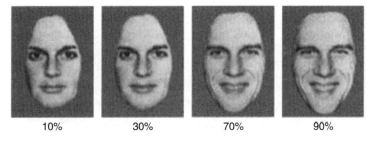

| 10% | 30% | 70% | 90% |

图8.3 不同强度的快乐

识和有意识成分联系在一起。当杏仁核收到来自视觉、听觉和触觉相关区域的感觉信号时,它产生的反应主要由下丘脑和大脑中控制我们自发生理反应的其他结构进行中继。我们会笑或者哭,会体验到任何情绪,都是因为这些大脑结构对杏仁核做出了反应,从而根据杏仁核的指示行事。杏仁核还与前额叶皮层存在连接,后者负责调控感受状态、情绪的有意识成分以及

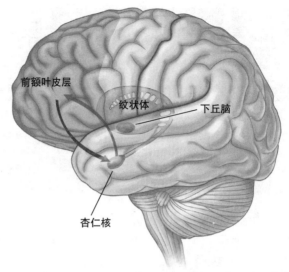

前额叶皮层

纹状体

下丘脑

杏仁核

图 8.4 下丘脑、杏仁核、纹状体和前额叶皮层是大脑中与情绪有关的四个主要结构。

情绪对认知的影响。

不言自明的是，我们的情绪需要受到调控。亚里士多德认为，对情绪的适当调控是智慧的一个决定性特征。他在《尼各马可伦理学》中写道："任何人都会发怒，这很容易。但是，以适当的程度，在适当的时间，为适当的目的，用适当的方式，向适当的对象发怒，却非人人都能做到，也并不容易。"[2]

恐　惧

像其他所有情绪一样，恐惧既有无意识的成分，也有有意识的成分。我们对恐惧性刺激的情绪反应的生理表现——心率加快、呼吸急促、皮肤出汗——是由自主神经系统介导的，它们发生在意识水平之下。我们已经知道，詹姆斯认为我们面对恐惧首先出现身体反应，继而触发了我们的意识感受。因此，没有身体反应就不会产生恐惧感。这一洞见为恐惧的研究设定了议程。

科学家非常了解恐惧的神经环路。它始于杏仁核，杏仁核协调管理所有的情绪，但似乎对恐惧特别敏感。一个恐惧性刺激到达杏仁核，激活危险的表征，并触发身体的恐惧反应。这些都是自发的、固有的生理和行为反应。

环路中的下一个节点是脑岛皮层，这是一个位于额叶和顶叶深处的神经元小岛，负责将身体的情绪转化为有意识觉知。脑岛评估身体的反应（比如疼痛程度），并监测内脏和肌肉的情况，不知疲倦地追踪我们的心率和汗腺的活动。对脑岛皮层的后续研究，为詹姆斯的观点——我们对恐惧的身体反应先于我们对恐惧的觉知——提供了生物学支持。

另一个区域也参与恐惧（以及愤怒）的神经环路，这个区域是前额叶皮层的一部分，被称为腹内侧前额叶皮层。这个结构对于我们所说的道德性情绪——愤慨、同情、尴尬和羞愧——也非常重要。

最后还有一个节点是前额叶皮层的另一个区域：背侧前额叶皮层。我们的有意识心智——我们的意志——可以在这个节点参与到正在进行的情绪中。

我们对恐惧的反应是一种适应性反应、一种帮助我们生存的反应。它是一个行动程序，有时被称为"战或逃或停"反应。这些行动包括肌肉骨骼的变化（面部肌肉呈现恐惧状），姿势的变化（突然受到惊吓的动作，接着变僵硬），心率和呼吸的增加，胃和肠道肌肉的收缩，以及应激激素（比如皮质醇）的分泌。身体中的所有这些变化都是协同发生的，它们都向大脑发送信号。

关于恐惧有两点很重要。第一，感官向杏仁核发送信号，杏仁核则会动员大脑的其他区域。我们之所以知道这一点，是因为脑成像技术为我们提供了这种原始反应开展时的精确图像。第二，我们身体的变化与脑岛皮层相配合，使我们意识到恐惧感。我们感到害怕是因为大脑已经注意到我们身体内开展的变化。这是我们知道自己为什么要跑之前就已经准备好要跑的原因。

恐惧的经典条件作用

直到19世纪末，探索人类心智的奥秘只能依赖于内省、哲学探究以及作家的洞见。达尔文改变了这一切，他认为人类的行为是从我们的动物祖先进化而来的。这一论点引发了研究人员的新想法，即可以把实验动物作为模型来研究人类行为。

第一个系统地探索这一想法的人是伊万·巴甫洛夫，他因研究胃液分泌而获得1904年诺贝尔生理学或医学奖。我们在第5章已经知道，巴甫洛夫教会狗将两种刺激——预示奖励（或惩罚）的中性刺激（比如铃声）和积极（或消极）的强化刺激——进行联结。这些实验表明，大脑能够识别和利用一种刺激来预测一个事件（食物的到来），并产生一种行为（流口水）作为回应。

巴甫洛夫不仅用这一发现来研究正强化（对愉快事物的预期），而且还研究负强化（恐惧造成的后果）。他通过将中性刺激（铃声）与电击配对来做到这一点。不出所料，在狗的脚上施加电击会使它表现出强烈的恐惧。我们不能说狗感受到了什么，毕竟我们没有办法问它，但是我们可以观察狗的行为，也就是它的恐惧表现。

纽约大学的神经科学家约瑟夫·勒杜将巴甫洛夫的策略应用于大鼠和小鼠。[3]他把一只老鼠放在一间小室里，并发出铃声，老鼠根本不理会铃声。然后，勒杜没有发出铃声，而是电击了老鼠。这一次，它的反应是跳起来并退缩。最后，勒杜先发出铃声，随即实施电击。老鼠很快就把铃声和电击进行了联结，也就是说，它学到了铃声预示着电击。老鼠下次听到这个铃声时，无论是在第二天、两周后还是一年后，它都做出了经典恐惧反应：在笼子里僵住，血压和心率飙升。

恐惧反应是由铃声和电击的联结导致的。我们已经知道，所有与情绪有关的感觉信息都是通过杏仁核进入大脑的。例如，一个声音首先进入丘脑听觉区，并从那里直接传给杏仁核，间接传给听觉皮层（图8.5）。换句话说，一个声音在到达听觉皮层之前就已经到达杏仁核并激活了恐惧反应。直接传到杏仁核的通路速度很快，但它携带的信息不是很精确。所以汽车回火的声音会吓到我们，直到我们意识到那是回火声才知道不必害怕。

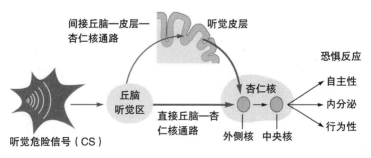

图8.5 条件性恐惧的神经环路示意图，始于一个条件性刺激（CS）。

这种学习是如何在杏仁核内发生的？科学家们发现其中有一个关键条件：要想在大脑中建立、存储和巩固一个恐惧联结，就必须在铃声和电击之间形成经典条件作用。在铃声和电击被杏仁核第一中继区（外侧核）中的相同细胞依次登记（先是铃声，紧接着是电击）之后，经典条件作用就会发生。当经典条件作用发生时，最初对激活这些细胞无效的铃声就变得非常有效，使得它们向杏仁核的中央核发送信息。中央核激活运动细胞，从而引发行动（跳跃和退缩）来对铃声做出反应。

由于杏仁核的两个区域都参与恐惧反应，科学家从中认识到，人们可能通过两种不同的方式形成病态恐惧。一些人的外侧核习得了对外部世界过度敏感，就会对别人甚至不会注意的事物（如有人走过或鸟儿飞过的声音）做出恐惧反应。另一些人的中央核反应过度，以致引发了与威胁不相称的情绪反应。

通过研究啮齿类动物对电击的反应，我们对恐惧反应进行了剖析，这加深了我们对人在恐惧时会如何反应的理解。当我们大脑中的恐惧环路出现问题时，就会引起各种焦虑症。脑成像研究已经证实，那些患有焦虑症、创伤后应激障碍和其他与恐惧有关的障碍的人，他们的杏仁核过度活跃。

人类的焦虑症

我们偶尔都会焦虑，特别是在面对危险的时候。但是，如果我们在没有确切原因的情况下长期处于过度担忧和内疚的状态，那我们是患上了广泛性焦虑症。这些障碍经常与抑郁症一起发生。与恐惧相关的焦虑症包括：惊恐发作、恐惧症（比如恐高，害怕动物或公开演讲）和创伤后应激障碍。许多年来，

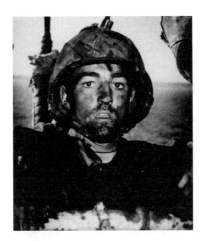

图 8.6 创伤后应激障碍在历史上一直困扰着士兵。1944 年 2 月，一名海军陆战队士兵在马绍尔群岛的海滩上经历两天的战斗后归来。

各种焦虑症被当作是各自独立的综合征，但是由于它们存在相似性，科学家现在将它们视为一组相互关联的障碍。[①]

　　将近三分之一的美国人在一生中至少会经历一次焦虑症状，焦虑症由此成为迄今为止最常见的人类精神疾病。焦虑症不仅可以影响成人，还可以影响儿童。

　　也许与恐惧相关最广为人知的障碍是创伤后应激障碍（PTSD），起因于经历或目睹威胁生命的事件，比如身体伤害或虐待、战争、恐怖袭击、突然死亡及自然灾害。总的来说，大约 8% 的美国人（至少 2500 万人）会在一生中的某个时刻经历创伤后应激障碍。已知有超过 4 万名美国退伍军人受到这种障碍影响，除此之外，可能还有成千上万的病例没有上报（图 8.6）。

① 根据美国精神医学学会最新出的第 5 版《精神障碍诊断与统计手册》（DSM-5），创伤性应激障碍已经从焦虑障碍中划出，归入了新设立的创伤及应激相关障碍。但也如作者所言，两者在诊断、治疗和共病等方面存在很多相似性。

暴露在创伤中会影响杏仁核（它让我们对恐惧产生反应），还会影响背侧前额叶皮层（它帮助我们调控对恐惧的反应），不过受创伤损害最大的是海马体。我们已经知道，海马体对于存储有关人、地点和物体的记忆至关重要，不过它对于响应环境刺激而引发的回忆也很重要。由于创伤对海马体的损害，创伤后应激障碍患者会出现若干主要症状：脑子里出现闪回，自发地反复体验创伤事件；回避与肇始事件相关的感觉体验；变得情绪麻木，回避他人；易怒、神经质、有攻击性，或者难以入睡。这种障碍通常伴随着抑郁症和物质滥用，并可能导致自杀。

我们已经知道，大多数精神障碍都涉及遗传易感性与环境触发因素的交互作用。创伤后应激障碍是这种交互作用的一个绝佳例证。并非每个经历创伤性应激的人都会患上创伤后应激障碍。事实上，如果100个人经历同样的创伤事件，大约有4名男性和10名女性会发展成这种障碍。（科学家不知道为什么经历创伤性应激的男性患创伤后应激障碍的可能性会小很多。）此外，对同卵双胞胎的研究表明，如果其中一位对创伤的反应是创伤后应激障碍，那么另一位在应对同样的创伤时也会患上创伤后应激障碍。这些发现表明，至少存在一个基因使人们容易患上这种障碍，这也可以解释为什么创伤后应激障碍经常与其他精神障碍一起发生：它们可能共享一些相同的基因。

造成创伤后应激障碍的另一个主要原因是童年期创伤。童年期遭受过创伤的人在成年后更有可能患上创伤后应激障碍，因为创伤对发育中大脑的影响与对成年人大脑的影响是不一样的。值得注意的是，早期的创伤可以引起表观遗传变化，也就是对环境做出反应的分子变化，这种变化不会改变某个基因的DNA，但确实会影响该基因的表达。其中一些表观遗传变化始于童年期，并持续到成年期。已经查明这样一个变化就发生在调控我们应激反应的一个基因中，这个变化增加了成年人在创伤性应激反应中患上创伤后应激障碍的风险。

治疗焦虑症患者

目前，治疗焦虑症的两个主要手段是药物治疗和心理治疗。它们都能减少杏仁核的活动，但起作用的机制不一样。

我们在第 3 章已经知道，抑郁症通常使用增加大脑中血清素浓度的药物来治疗。同样的抗抑郁药对治疗 50%~70% 的广泛性焦虑症患者也很有效，因为它们可以减轻担忧和内疚，这些感受常伴随抑郁症出现。不过，这些药物对患有特定的恐惧相关障碍的人来说，效果并不理想。对这些患者，心理治疗被证明更为有效。例如，治疗创伤后应激障碍可以采用认知行为疗法，包括延长暴露疗法和虚拟现实暴露疗法。

最近，埃德娜·福阿及其他人的研究表明，延长暴露疗法对恐惧相关障碍患者的治疗效果特别好。[4] 这种形式的心理治疗本质上是通过逆转杏仁核中习得的恐惧联结来教导大脑停止恐惧。例如，如果试图消除勒杜实验小鼠的恐惧，我们就会一次又一次地给动物播放铃声，但不伴随电击。最终，支撑恐惧联结的突触连接会减弱并消失，小鼠将不再对铃声做出退缩反应。

虽然让一个人在造成他恐惧的诱因中仅仅暴露几次，就会实际加剧他的恐惧，但是恰当地使用暴露疗法可以消除或抑制恐惧。有些情况下，需要让患者暴露在虚拟现实的体验中。要是这种体验在现实生活中很难做到，比如说坐一百次电梯，虚拟体验是很有用的。在虚拟现实中暴露产生的效果几乎等同于在现实世界中暴露产生的效果。

埃默里大学创伤和焦虑康复项目的主管芭芭拉·罗斯鲍姆是虚拟现实暴露疗法的先驱。她先给患有慢性创伤后应激障碍的越战老兵戴上头盔，该头盔可以播放两个拍摄好的场景中的一个：着陆区或一架飞行中的直升机内部。然后她在监视器上跟踪患者的反应，并在患者重新体验到创伤事件时与他们进行交流。证明这种疗法有效后，她又将其应用于其他患者。[5]

另一种疗法是将那些可怕的记忆完全抹去。我们在第 5 章已经知道，当突触之间的现有连接得到加强时，就会产生短时记忆，但需要反复训练和形成新的突触连接才能产生长时记忆。在短时记忆向长时记忆过渡期间，记忆正在被巩固，很容易遭到破坏。最近的研究发现，当记忆从长时存储中被提取出来时，也很容易遭到破坏；也就是说，记忆被提取出来后，在短时间内会变得不稳定。[6]因此，当一个人回想一段记忆并被唤起恐惧反应时（对于大鼠来说是当它重新暴露在铃声中时），这段记忆在几个小时里是不稳定的。如果在这段时间里，大脑中的存储过程受到干扰（无论是行为干扰还是药物干扰），那这段记忆往往不能被正常地存储回去，而是会被抹去或者变得无法提取。这样一来，大鼠不再感到害怕，人也感觉更好。

蒙特利尔麦吉尔大学的临床心理学家阿兰·布吕内研究了19名经年受创伤后应激障碍困扰的患者。[7]（他们的创伤事件包括性侵、车祸和暴力抢劫。）治疗组的人被给予普萘洛尔，一种阻断去甲肾上腺素作用的药物（去甲肾上腺素是在应激状态下释放，引发我们"战或逃或停"反应的一种神经递质）。布吕内给一组研究参与者服用了一剂普萘洛尔，然后要求他们写下其创伤经历的详细描述。参与者在回忆那些可怕的事件时，药物抑制了他们恐惧反应的内脏活动，从而抑制了他们的负面情绪。正如詹姆斯率先提出的那样，将身体的情绪反应降到最低也能将我们对情绪的有意识觉知降到最低。

一周后，患者回到实验室，被要求再次回忆创伤事件。没有服用普萘洛尔的参与者表现出焦虑症状的高度唤醒（比如他们的心率突然飙升），但服用药物的那些人的应激反应明显减轻了。虽然他们仍然能够生动地记起事件的细节，但存储于杏仁核的记忆的情绪成分已经被修改了。恐惧并没有消失，但是它不再伤人。

情绪不仅影响我们的行为，还影响我们所做的决定。我们承认，有时会根据自己的感受做出草率的决定。但令人惊讶的是，情绪在我们的所有决定甚至是道德决定中都起着作用。事实上，如果没有情绪，我们做出正确决策的能力就会出问题。

决策中的情绪

威廉·詹姆斯是最早提出情绪在决策中起作用的科学家之一。在1890年出版的教科书《心理学原理》中，他对把人类心智视为"理性主义者"的观点发起了批判。他写道："这个情况的事实真的相当浅白，那就是，和其他任何更低等的动物相比，人类有着多得多的冲动。"[8]换句话说，将人类视为纯粹的理性生物，"几乎完全脱离了本能"的流行观点是错误的。不过，詹姆斯的主要洞见是，我们的情绪冲动未必是坏事。事实上，他认为人类大脑中处理习惯、本能和情绪的部分占优势，这是使我们的大脑高效运作必不可少的一部分。

科学家已经记录了若干有力的证据，证明情绪在决策中的重要性。安东尼奥·达马西奥在《笛卡尔的错误》一书中讲述了一个案例，当事人名叫埃利奥特。[9]1982年，埃利奥特的腹内侧前额叶皮层中发现一个小肿瘤。外科医生切除了肿瘤，却也损伤了他的大脑，由此极大地改变了他的行为。

手术前，埃利奥特一直是个模范父亲和丈夫。他在一家大公司担任重要的管理职务，还积极参加当地的教会活动。手术后，埃利奥特的智商并未改变，测试得分仍然排名前3%，但他在决策方面表现出若干重大缺陷。他做出了一系列鲁莽的选择，一桩桩生意都迅速以失败告终。他和一个骗子搅在一起，把自己弄得破产。妻子与他离了婚。国税局也开始对他进行调查。最终，他不得不搬到父母家住。埃利奥特还变得相当优柔寡断，尤其是涉及一些细枝末节的决定时，比如在哪里吃午饭或者收听哪个电台。正如达马西奥后来写道："埃利奥特成了一个拥有正常智力却无法做出正确决定的人，特别是当决定涉及个人或社会事务的时候。"[10]

为什么埃利奥特突然无法做出正确的个人决定？在与埃利奥特谈论他的生活所发生的悲剧性转变时，达马西奥得出了自己的第一个洞见。达马西奥写道："他总是受到控制，总是作为一个无动于衷、置身事外的旁观者在描述往事。尽管他是主角，却没有任何一处提及他自己的苦楚。……在我与他交流的许多个小时里，我未曾看到一丝情绪：没有悲伤，没有焦躁，也没有沮丧。"[11]

达马西奥对这种情绪缺失感到好奇，他将埃利奥特与一台测量手掌汗腺活动的机器连接起来。（每当我们体验到强烈的情绪时，我们的皮肤就会被唤起，手掌开始出汗。）然后达马西奥给他展示通常会立即诱发情绪反应的各种照片：一只被切断的脚，一个裸体的女人，或者一座着火的房子。无论照片多有戏剧性，埃利奥特的手掌从未出过汗。他没有任何感受。显然，手术破坏了大脑的某个区域，而这个区域对于加工情绪是至关重要的。

达马西奥开始研究其他有类似脑损伤模式的人。他们看上去都非常聪明，在任何传统的认知测试中都没有发现智力不足，但是他们都患有相同的严重缺陷：他们体验不到情绪，因此在做决定时存在极大的困难。

道德决策

道德功能和大脑之间的联系，最早可以追溯到1848年有关菲尼亚斯·盖奇的著名案例，我们在第1章提到过。盖奇是一名铁路工人，在处理炸药时遭遇了一场可怕的事故：一根铁棍刺穿了他的头骨。铁棍从头骨底部进入，顶部出来，严重损伤了他的大脑（图8.7）。当地的一位医生对盖奇进行了很好的护理，他的身体恢复之快令人吃惊。几天之内，他就能走路、说话，行动自如。没过几周，他就回到了工作岗位上。但是盖奇发生了巨大的变化。

事故发生前，盖奇一直是班组的领班。他在工作上是绝对可靠的。大家总是指望他上工，料到他能做好。事故发生后，他变得完全不负责任了。他再也没有按时上过工，语言和行为都变得很下流。他不再关注自己的同事。他已经失去了任何道德判断的意识。

盖奇死后多年，汉娜和安东尼奥·达马西奥利用盖奇的头骨和那根铁棍，重建了铁棍穿过他大脑的路径（图8.7）。他们

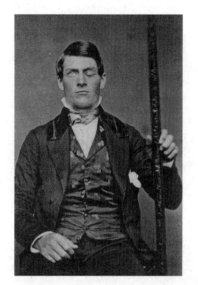 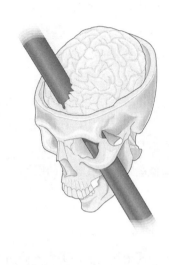

图 8.7 菲尼亚斯·盖奇和损伤他大脑的铁棍（左）；铁棍穿过盖奇大脑的路径重建（右）。

认识到，是他的前额叶皮层受到了损伤，尤其是底部，那里有腹内侧前额叶皮层和眶额叶皮层，而这些区域对情绪、决策和道德行为极为重要。

哈佛大学的实验心理学家、神经科学家和哲学家乔舒亚·格林利用一个被称为"电车难题"的谜题来研究情绪如何影响我们的道德决策。[12]电车难题有许多不同的版本，最简单的版本给出了两个两难困境（图 8.8）。其中的开关困境如下：

　　一辆刹车失灵的电车正以极快的速度接近轨道上的一个岔口。如果你什么都不做，电车将驶向右边，碾过五名旅客，那他们五个都会死。不过，如果你按下开关，把电车转向左边，那电车只会撞上并杀死一名旅客。你会怎么

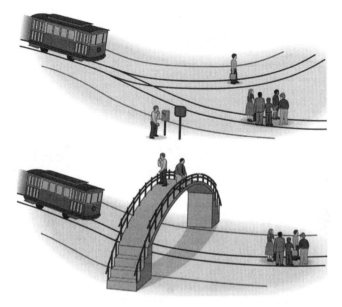

图 8.8 失控电车难题：开关困境（上）与人行天桥困境（下）

做？你是否愿意干预并改变电车的路径？

给电车改道在道德上是允许的，大多数人都同意这一点。这个决定是基于简单的算术做出的：死的人越少越好。一些道德哲学家甚至认为，不给电车改道是不道德的，因为这种被动做法会导致多死四个人。但如果把场景换成人行天桥困境呢？

你站在人行天桥上，底下是电车轨道。你看到一辆电车失控地朝五名旅客驶去。除非能停下电车，否则这五个人都会死。你身旁站着一个大汉。他靠在栏杆上，看着电车冲向旅客。如果你推一下大汉，他就会翻过栏杆，掉到电车轨道上。由于他身材魁梧，可以挡下电车从而保住旅客。那你是把这个人推下天桥呢？还是眼看着五名旅客死亡？

　　两个场景中的事实都一样：为了救五个人的命，必须让另一个人死。如果我们做的决定是完全理性的，那么在这两种情况下，我们的做法都应该一样。我们应该会愿意推那个大汉，就像我们愿意给电车改道一样。然而，几乎没有人愿意把另一个人推到轨道上。两个决定明明导致同等惨烈的结果，但大多数人认为一个是道德的，另一个则是谋杀。

　　格林认为，推人让我们感到不对，因为这是直接杀戮：我们在用自己的身体伤害他人的身体。他称这是一个个人的道德决定。相比之下，当我们把电车切换到不同的轨道上时，我们并没有直接伤害某个人。我们只是让电车改道：随之而来的死亡看起来是间接的。在这种情况下，我们是在做一个非个人的道德决定。

　　这个思想实验之所以如此有趣，是因为模糊的道德区别——个人的和非个人的道德决定之间的区别——其实内置于我们的大脑中。我们生活在什么样的文化中，或者我们信奉什么样的宗教，这些都无所谓：两个电车场景会引发大脑中不同的活动模式。当格林问研究参与者是否应该给电车改道时，他们有意识的决策机制被启动了。由若干脑区所组成的一个网络评估了各种备选方案，将判断结果发送到前额叶皮层，人们选择了明显更优的方案。他们的大脑很快意识到，死一个人好过死五个人。

　　然而，当参与者被问及他们是否愿意将一个人推到轨道上时，由一些脑区所组成的另外一个网络被激活了。这些脑区参与加工情绪，包括对自己和对他人的情绪。参与者无法把他们的道德决策合理化，但他们的确定性从未动摇过。他们就是觉得把一个人推下桥不对。

这样的研究揭示了我们的道德判断以出人意料的方式受到我们的无意识情绪左右。尽管我们无法解释这些来自身体的冲动——我们不知道自己为什么心跳加速或者反胃——但是我们的确受到它们的影响。虽然感受到恐惧和应激会引发我们的攻击性，但是害怕伤害他人又会让我们不要诉诸暴力。

对与埃利奥特和盖奇有相似脑损伤（即腹内侧前额叶皮层损伤）的其他人的研究表明，大脑这一部分对于将情绪信号整合到决策中非常重要。如果是这样的话，我们可以预料这些人在格林的电车难题上会做出非常不同的决定。他们可能认为这本质上就是一道算账题。用一条命换五条命？成交，就用那个彪形大汉去挡住电车。事实上，在面对这种两难困境时，腹内侧前额叶皮层受损的人会两害相较取其轻，选择"把那个人推下天桥"的可能性是普通人的四到五倍。

这一发现凸显了这样一个理论，即不同类型的道德准则被嵌入了大脑的不同系统中。一方面，我们有一个情绪系统，它告诉我们："不，不要这样做！"就像一个警钟在鸣响。另一方面，我们还有一个系统，它说："我们想拯救最多的生命，所以五条命换一条命听起来很值当。"对于普通人，这些道德准则是相互竞争的，但对于有盖奇那样脑损伤的人，一个系统被铲除了，而另一个系统完好无损。

精神病态行为的生物学原理

精神病态患者——他们会毫不犹豫地决定将另一个人推下天桥——是怎么回事呢？关于精神病态的研究表明，它主要是一种情绪障碍，有两个界定性特征：反社会行为和缺乏对他人的共情。前者可能导致骇人的罪行，后者则是对这些罪行缺乏悔意。

新墨西哥大学的肯特·基尔带着一台可移动fMRI仪器到监狱扫描囚犯的大脑，标准化检查表的得分表明其中许多人都是精神病态患者。基尔想看看道德推理，或者说缺乏道德推理，是否可以用来理解精神病态患者的心智，而理解精神病态患者的心智又是否可以增进我们对道德推理的认识。

按照格林的理论预测，精神病态患者不会有情绪反应，不会说出把人推下天桥就是觉得不对。他们可能会跟着数字行事，用一条命换五条命。但是精神病态患者不同于有脑损伤的人；精神病态患者非常努力地使自己看起来正常，并投入测试中。为了捕捉他们的真实想法，基尔不仅记录囚犯做了什么，而且记录他们做得有多快。例如，一个精神病态患者可能能够隐藏自己对一个刺激（一个词或一幅视觉图像）的情绪反应，但他无法迅速做到这一点，而脑成像技术会捕捉他的初始反应。

利用脑成像技术，基尔发现，与没有精神病态的囚犯或者非囚犯相比，精神病态患者的边缘系统及其周围的灰质更多。边缘系统包括杏仁核和海马体，涵盖参与加工情绪的脑区。不仅如此，精神病态患者大脑中连接边缘系统和额叶皮层的神经环路中断了。基尔注意到，一些研究已经发现，当精神病态患者进行情绪加工和道德决策时，这些神经环路的活动较少。[13]

　　如果精神病态行为是源自生物层面的，那么这对自由意志、对个人责任意味着什么？这些内置的神经加工过程会不可避免地导致我们做出某些决定吗？还是说，我们有意识的道德感、我们的认知心理功能，拥有最后的决定权？

　　这个问题在刑事司法制度中正变得越来越突出。为了理解这些科学发现的价值和局限性，法官们向心理学家和神经科学家寻求帮助。他们想知道这些发现是否高度可靠，它们在行为方面意味着什么，以及在法庭上应该如何使用它们来促进司法制度的公平。例如，美国最高法院最近裁定，对少年犯判处无假释终身监禁是违宪的。大法官指出，脑科学的发现表明，青少年和成年人使用大脑的不同区域来控制行为。

　　大多数神经科学家认为我们应该对自己的行为负责，但反对的观点也有一定的正当性。那些由于脑损伤而无法做出恰当道德判断的人，是否应该得到与能够做出道德判断的人同等的对待？神经科学对这个问题所揭示的答案将在未来数十年内影响我们的法律制度和社会的其他方面。

　　对精神病态患者的研究可能会带来重大影响，我们会更加了解人们在做出恰当决定时如何受到影响，诊断方式和治疗方法也会推陈出新。研究表明，基因和环境对精神病态都有影响，就像它们对其他疾病一样。在继续寻找精神病态的生物学标记的过程中，基尔最近扩展了他的脑成像研究，将那些显现出精神病态征兆的年轻人囊括进来。[14]这样做很重要，毕竟不是每一个精神病态的人都会成为暴力罪犯。如果科学家能够鉴定出有精神病态倾向的儿童，也许能够开发出行为疗法来预防未来的暴力行为。如果大脑相应区域的功能障碍得到了确定，也许可以有什么方法促使大脑的其他区域接管并抑制暴力行为。

展望未来

　　哲学家勒内·笛卡尔声称情绪和理性、身体和心灵相互分离，达马西奥认为笛卡尔的这一观点是错误的。从达尔文和詹姆斯开始的情绪研究支持了达马西奥的论点，恐惧就是一个例证：我们不能简单地将心智置于肉体之上，并运用理性来摆脱创伤后应激障碍或慢性焦虑。对动物如何习得恐惧的研究，加上对人脑的成像研究，使我们了解了恐惧发生在大脑何处，是如何运作的，还有大脑如何巩固恐惧记忆。现在，创新的心理疗法和药物正开始帮助焦虑症患者抛却恐惧。

　　情绪是我们做出任何个人、社会或道德决定时必不可少的一部分。科学家已经发现，大脑中整合情绪信号用于决策的区域受损的人，即便是简单的日常决定也很难做出。而且由于这些人也无法在道德决策中运用情绪，他们在道德两难困境中做出的选择往往异于没有这种脑损伤的人。

　　脑成像研究显示，那些表现出精神病态行为的人，其大脑中与情绪加工和道德运作相关的几个区域存在异常。这些异常导致他们极度缺乏对他人的共情以及与他人的联结。社会大众对被研究的精神病态患者所犯罪行的反应，使这一领域的研究变得复杂，但是如果科学家能够鉴定这种疾病的生物学和遗传学标志物，也许治疗方法和可能的预防手段就会随之而来，同时我们对道德运作的基本生物学机制也会取得更深入的认识。

9　成瘾障碍

——大脑的奖赏系统受损

我们已经知道，正常的恐惧会演变成创伤后应激障碍，使人们无法应对日常生活。同样，我们对快乐的正常寻求也可能进入超速状态，使大脑产生过量的多巴胺，导致成瘾。让我们成瘾的可以是物质，如毒品、酒精和烟草，也可以是活动，如赌博、进食和购物。

成瘾会对人们的生活造成严重破坏。它可能使人们失去工作、健康还有配偶，最终陷入贫困或囹圄。有些情况下，成瘾会导致死亡。成瘾者并不想继续做他们正在做的事情，却无法停下来——反复的滥用已经侵蚀了他们大脑控制欲望和情绪的能力。因此，成瘾剥夺了人们的意志，也就是在若干可能的行动方案中自由选择的能力。

物质成瘾给我们的社会造成了巨大损失，在美国，估计每年的经济损失超过7400亿美元。如果我们把与成瘾类似的强迫障碍（如病态赌博和暴饮暴食）考虑在内，经济损失会进一步攀升。成瘾让人类付出的代价，对个人和社会来说都是无法估量的。虽然过去几十年里，我们在治疗某些类型的成瘾（如酗酒）方面取得了进展，但大多数成瘾的现有疗法，无论是药物还是行为治疗，都被证明效果不理想。幸运的是，最近三十年，科学家在理解成瘾的生物学方面取得了重要进展，为从这些新洞见中产生新疗法带来了希望。

过去，成瘾被认为是道德品质薄弱的一种表现。现在，我们知道它是一种心理障碍，是大脑奖赏系统——负责积极情绪和奖赏预期的神经环路——出了故障。本章介绍了大脑的奖赏系统，并解释了它如何受到成瘾操纵。我们还会了解成瘾的各个阶段，并探讨各种研究手段。最后，我们会了解治疗这些慢性障碍的新方法。

快乐的生物学基础

我们所有的积极情绪、快乐感受，都可以追溯到神经递质多巴胺。尽管我们的大脑包含相对较少的产生多巴胺的神经元，但它们在行为调控中发挥着巨大作用，这主要是因为它们与制造快乐密切相关。

20世纪50年代，瑞典药理学家阿尔维德·卡尔松首次发现了多巴胺，它主要由大脑两个区域的神经元释放：腹侧被盖区和黑质（图9.1）。腹侧被盖区的神经元将它们的轴突延伸到参与记忆人、地点和事物的海马体，还延伸到三个最重要的调控情绪的大脑结构：主管情绪的杏仁核，介导情绪影响的伏隔核（纹状体的一部分），以及对杏仁核施加意志和控制的前额叶皮层。这个信息交流网络被称为中脑边缘系统通路，是大脑奖赏系统的主要网络。它使得产生多巴胺的神经元能够传递信息到大脑各处，包括整个大脑皮层。

卡尔松发现多巴胺后不久，麦吉尔大学的两位神经科学家

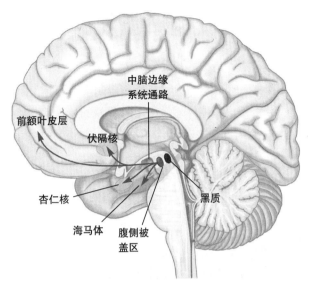

前额叶皮层

中脑边缘
系统通路

伏隔核

杏仁核

黑质

海马体

腹侧被
盖区

图9.1 由中脑边缘系统通路中产生多巴胺的神经元所形成的信息交流网络是大脑奖赏系统的关键通路。

詹姆斯·奥尔兹和彼得·米尔纳进一步探索了这种神经递质的功能。[1]他们首先在大鼠的大脑中心深处植入一个电极。植入电极的位置基本上是随便选的，但奥尔兹和米尔纳实际上把它插在了伏隔核的旁边，这是中脑边缘系统通路的一个关键组成部分（图9.1）。然后他们在鼠笼里安装了一个杠杆，大鼠按下这个杠杆就会对其大脑伏隔核附近区域施加小剂量电击。

这种电击非常弱，施加在人的皮肤上甚至感觉不到，但施加于大鼠的伏隔核时，会让大鼠感到愉悦。它们一次又一次地按下杠杆，用以产生它们渴望的刺激。事实上，来自电极的快感非常强烈，以至于大鼠很快就对其他所有事情失去了兴趣。它们停止了进食和饮水，也停止了所有的求偶行为。它们只是蹲在笼子的角落，沉迷于极大的快感中。几天之内，许多大鼠活活渴死了。

从奥尔兹和米尔纳到其他研究人员，经过几十年的艰苦研究，终于发现这些大鼠是由于多巴胺过量而受害的。对伏隔核的电刺激引发了这种神经递质的大量释放，使这些动物产生了极大的快感。

成瘾的生物学原理

我们对奖赏的通常看法是，它是使我们感到快乐或感觉良好的某种东西。也许是一块巧克力蛋糕，一个新奇的小玩意儿，或者一件美丽的艺术品。神经科学家的看法略有不同：奖赏基本上是任何能让人产生"趋近"行为的对象或事件，并导致我们对其付出注意力和精力。奖赏通过强化趋近行为来帮助我们学习新事物。

大脑中有专门化区域来调控我们对环境中的愉悦刺激（如食物、水、性和社会互动）的反应，这些区域在进化过程的早期就出现了。所有滥用的毒品都作用于这个奖赏系统。每种毒品作用于不同的靶点，但在每一种情况下，其净效应都是增加大脑中多巴胺的数量和维持时间。人们吸食毒品时最初会体验到高潮，是因为毒品会激活多巴胺以及其他几个重要的奖赏信号（因毒品而异）的传导。

剑桥大学的神经科学家沃尔弗拉姆·舒尔茨研究了奖赏在学习中的作用。[2]舒尔茨对猴子进行的实验借鉴了巴甫洛夫早期对狗进行的条件作用学习实验。舒尔茨先给猴子播放一个响亮的铃声，等待几秒钟后将一些苹果汁滴入猴子口中。在实验进行过程中，舒尔茨监测了猴脑中产生多巴胺的各个神经元的电活动。一开始，直到果汁滴入口中时，这些神经元才会放电。然而，一旦猴子学到铃声预示着有果汁滴入，这些神经元就开始在铃声响起时放电，也就是说在预测奖赏会出现时而不是在奖赏真正出现时放电。对舒尔茨来说，这种多巴胺学习系统的有趣之处在于它完全是关乎期望的。

对奖赏的期望有助于我们形成习惯。一个好的、适应性强的习惯，能使我们不假思索地自动做出许多重要的行为，从而帮助我们生存。适应性习惯是由多巴胺释放到前额叶皮层和纹状体促成的，这些脑区参与控制、奖赏和动机。多巴胺的释放不仅创造了快感，也让我们形成了条件作用。如我们所知，条件作用创造了一种长时记忆，使我们未来再次看到某个刺激时能够认出它并做出相应的反应。如果这个刺激是积极的，像是形成适应性习惯的情况，那么条件作用会促使我们去追求它。例如，如果你吃了一根香蕉，发现它很美味，那么下次你看到香蕉时就会很想去吃它。

令人上瘾的毒品，无论在美国是合法还是非法的——我们的身体并不区分这一点——同样会刺激大脑奖赏系统中产生多巴胺的神经元。不过，在这种情况下，其结果是前额叶皮层和纹状体中的多巴胺浓度极大增加。过量的多巴胺产生了强烈的快感，并对预示着快感的环境线索形成了条件反应。这种线索（比如闻到香烟的烟味或看到针头）会引发对毒品的强烈渴望，这反过来又引发了寻求毒品的行为。

那么像可卡因这样的物质为什么会令人上瘾而不是形成适应性习惯？正常情况下，当多巴胺与靶细胞上的受体结合时，它会在很短时间内被吸收并从突触中清除。然而，脑成像结果显示，可卡因这种成瘾性高的毒品干扰了多巴胺从突触中被清除。于是，多巴胺在突触中徘徊，并继续产生快感，这种持续的快感超出了普通生理刺激所产生的快感。通过这种方式，可卡因劫持了大脑的奖赏系统。

这种劫持分几个明确的阶段进行，从成瘾的过程也即一种毒品占据大脑的奖赏系统开始，到最后成瘾者无法拒绝吸食这种毒品。我们所知道的每一种滥用的毒品都会增加大脑皮层快乐中心的多巴胺浓度，这些增加的多巴胺被认为会产生属于吸毒体验特有的奖赏效应。许多成瘾性毒品都会释放额外的化学物质来强化奖赏。

然而，当一个人继续吸食这种毒品时，他会对其产生耐受性。多巴胺受体的反应不再像以前那样强烈。一开始可以产生高潮般快感的毒品剂量，现在只能产生正常的快感。于是，这个人要想达到同等的快感就需要吸食更多的毒品。美国国立药物滥用研究所所长诺拉·沃尔科是研究成瘾如何影响人类大脑的先驱，他在一系列脑成像研究中记录了这一过程，研究显示，当一个人吸食可卡因一段时间后，纹状体就会停止做出反应。[3]

乍一看，对毒品存在耐受性是不合理的。如果一个人为了感觉爽而吸毒，可毒品却不能有效地增加多巴胺（从而引起快感），那他为什么还要吸呢？这就是积极联想发挥作用的地方，因为成瘾者已经学会将毒品与某个地方、某个人、某种音乐或者一天中的某个时间联系起来。吊诡的是，这些联想而不是毒品本身常常导致成瘾最悲惨的一面：复吸。

一个人即使已经戒掉毒品数周、数月甚至数年，也是有可能复吸的。对愉悦的吸毒体验和对与之相联系的线索的记忆，本质上是永远保留着的。暴露在这些线索下——看到或闻到毒品，走在曾经买过毒品的街道上，邂逅吸毒的人——都会诱发再次吸毒的强烈冲动。

圣路易斯华盛顿大学的社会学家李·罗宾斯做过一个特别耐人寻味的成瘾研究，参与者是越战老兵，他们在战场上迷上了高品质的海洛因。令人惊讶的是，他们中的大多数人回到美国后都能够战胜毒瘾，因为在越南促使他们吸食海洛因的线索都不会再出现了。[4]

关于成瘾的研究

正因为成瘾者很容易复吸，现在我们知道，成瘾是一种慢性疾病，就像糖尿病一样。我们可以帮助成瘾者避免复吸，但康复是一个终生的过程，需要成瘾者付出巨大的努力并保持高度警惕。到目前为止，还没有治愈成瘾的方法，但近年来，科学家在理解这种疾病方面取得了进展。

第一个重要的研究手段是由沃尔科开创的，使用脑成像技术能让我们观察成瘾者的大脑内部，看看哪些区域受到破坏。这些异常的活动模式有助于解释为什么有些人无法控制吸毒的冲动，即使毒品本身不再能提供快乐。[5]

在一项研究中，沃尔科给成瘾者和非成瘾者服用可卡因，然后用PET图像比较他们的大脑。她预计会在大脑的主要奖赏区看到大量活动，而这正是她在非成瘾者的大脑中看到的情况。随着多巴胺浓度的增加，他们奖赏系统的活动急剧增强。然而，令她惊讶的是，她在成瘾者的大脑中几乎没有看到活动。这些发现解释了我们的大脑如何建立起对毒品的耐受性。[6]

沃尔科之所以对成瘾研究感兴趣，是因为它能提供对大脑正常运作的洞见。正如她在一次个人交流中指出，她一直对了解人类大脑如何控制和维持其行为感兴趣。

对滥用毒品和成瘾的研究使她能够探究自控力受到破坏的情况。相应地，脑成像技术使她能够对受毒瘾困扰的人进行研究。通过研究毒品在大脑中的影响，她能够深入了解那些通过响应环境信息来塑造行为的神经环路，以及个人是如何主观体验到这些感受的。她对与快乐、恐惧和渴望相联系的大脑变化尤其感兴趣。

同样，通过研究成瘾者的大脑并将其与非成瘾者的大脑进行比较，她可以鉴定出受到破坏的神经环路，并探讨这种破坏与自控力受到的破坏之间的关系。从这些研究中可以清晰地看到，成瘾是一种大脑疾病，由接触毒品所引发的变化影响了大脑中加工动机和奖赏的环路。

如同达尔文可能预测的，研究成瘾的第二个手段涉及动物实验。由于多巴胺系统以类似的形式存在于许多其他动物中，科学家可以通过猴子、大鼠甚至果蝇来研究渴望和成瘾。现代医学的许多进展都是通过使用动物模型取得的，对于成瘾研究来说尤其如此。

动物很容易对毒品上瘾，它们大脑中的生理和解剖学变化与人类相似。成瘾动物的大脑奖赏区不再显示活动。而且，那些增加人类成瘾可能性的因素也会增加动物的成瘾可能性。例如，我们知道，慢性应激会增加大鼠和人类对毒品滥用的易感性，因为毒品可以暂时缓解应激造成的一些生理和情绪后果。我们还知道，大鼠会选择自行吸食毒品，并且让它们上瘾的毒品种类与人类是一样的。此外，如果动物能无限制地获得可卡因和海洛因等高成瘾性毒品，它们就会吸食过量并因此送命。

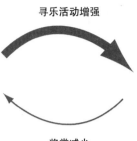

正常奖赏环路　　　　　　　　　**遭到成瘾破坏的奖赏环路**

寻乐活动　　　　　　　　　　　　　寻乐活动增强

多巴胺能奖赏通路　　　　　　　　　奖赏减少
　　　　　　　　　　　　　　　　　对快乐刺激的耐受性增加

图 9.2 大脑的正常奖赏环路遭到成瘾破坏。

我们还从动物模型中了解到，反复接触一种被滥用的毒品会如何改变大脑的奖赏系统。一些变化发生在产生多巴胺的神经元内，毒品损害了它们的功能以及它们向大脑其他区域发送多巴胺信号的能力。这些变化与毒品耐受性——个人在反复吸食毒品后从中获得的奖赏减少——有关，也与人们在戒断期间对奖赏的反应性减弱有关（图 9.2）。

纽约市西奈山医院伊坎医学院的埃里克·内斯特勒指出，这种对奖赏的反应性减弱与抑郁症患者无法体验快乐的情况相似。在对可卡因成瘾的小鼠的研究中，内斯特勒和同事们发现，"通过操纵这些小鼠的奖赏通路，我们不仅能够阻止可卡因的奖赏作用，而且令人惊讶的是，我们可以把这些动物推到一个节点上，让它们无法体验到快乐"。此后，内斯特勒研究了大脑奖赏系统在抑郁症以及成瘾中的作用。[7]

科学家已经鉴定了由成瘾毒品诱发的动物大脑中的许多化学变化。其中一些变化与毒品降低奖赏系统对多巴胺的敏感性有关。其他变化则与毒品促进强迫性和重复性行为的能力有关。

例如，科学家发现了一种分子，它以一种有助于延续记忆的方式修饰了某些基因的表达。通过破坏对吗啡成瘾的大鼠脑中这种分子的活动，科学家可以消除大鼠对吗啡的渴望。[8]这类研究提出了一种耐人寻味的可能性，即未来对成瘾的治疗不仅要关注快乐通路，还要关注我们对快乐的记忆。

动物大脑中由毒品诱发的其他变化则为吸毒体验和环境线索之间带来了积极联结。以上两类变化都有助于驱动成瘾。因此，尽管注入毒品的动物会建立起对毒品本身的耐受性，但由于对毒品的渴望是由环境中存在的线索诱发的，它们会继续保持成瘾。先进的脑成像技术和对人类成瘾者大脑的尸检越来越多地确证了动物模型的发现也适用于人类。

也许从动物模型中做出的最令人惊讶的发现是，成瘾具有较高的遗传性：大约50%。这意味着成瘾的遗传风险高于2型糖尿病或高血压。[9]剩下的50%是环境因素与基因交互作用的结果。内斯特勒探索了毒品成瘾改变基因表达的方式，他说："来自环境的刺激对有机体的影响终究还是依赖于基因表达的变化。"[10]科学家现在刚刚开发出分子遗传学技术，使我们能够找出参与成瘾的基因。

内斯特勒在动物的奖赏系统中发现了若干基因，这些基因被修饰后，会大大降低对成瘾的易感性。[11]鉴定出造成成瘾风险的特定基因并研究环境如何与这些基因交互作用，将指导我们开发更好的诊断测试和治疗方法。

研究成瘾的第三个手段是流行病学研究，它追踪特定人群在特定时期内某种成瘾的发生率或流行率。得益于流行病学研究，现在我们知道，吸食某些成瘾毒品会增加吸食其他成瘾毒品的可能性。

哥伦比亚大学的丹尼丝·坎德尔在揭示不同成瘾物质中的一些联系方面发挥了作用。她利用对年轻人的流行病学研究，发现吸烟是走向可卡因或海洛因成瘾的强有力的第一步。[12]这一发现提出了这样的问题：年轻人吸毒从尼古丁开始，是否因为尼古丁最容易获得？尼古丁是否对大脑产生了某些影响，使大脑更容易受到其他物质和成瘾的影响？

坎德尔、阿米尔·莱文和同事们利用小鼠研究了这个问题，他们发现让动物接触尼古丁会改变大脑中接收多巴胺的神经元，使它们对可卡因的反应更加强烈。相比之下，先给动物注射可卡因，不会影响它们随后对尼古丁的反应。[13]因此，是尼古丁为大脑提供了可卡因成瘾的基础。

社会已经花了很大代价劝阻人们吸烟，而减少吸烟者的数量很有可能也会减少其他毒品的成瘾者数量。

其他成瘾障碍

一些强迫障碍——涉及进食、赌博和性行为——与毒品成瘾非常相似。我们知道，成瘾是对一个给定奖赏的过度反应，而且很可能大脑中被成瘾物质激活的区域也会被食物、金钱和性爱激活。比较吸毒成瘾者和肥胖者的脑成像研究发现，两者的大脑中存在类似的变化。正如成瘾者在吸毒时经常显示出部分奖赏系统的活动减少（他们已经对快乐形成了条件作用），肥胖者在进食时也显示出快乐减少。研究发现，肥胖者的奖赏系统往往对多巴胺的反应较弱，而且多巴胺受体的密度也较低。

俄勒冈研究所的凯尔·伯格和埃里克·斯蒂斯对青少年的饮食习惯进行了一项有趣的研究。[14]研究人员首先询问了151名体重各异的青少年的饮食习惯和他们对食物的渴望程度。之后，研究人员把这些青少年放在脑部扫描仪中，先给他们看一张奶昔的图片，接着喝几口真正的奶昔。然后，研究人员将这些青少年奖赏系统的活动与他们对有关饮食习惯问题的回答进行了比较。

那些报告吃了最多冰激凌的青少年，他们在喝奶昔时奖赏系统显示出最低的激活程度。这表明他们吃得更多是为了弥补他们从吃中得到的实际减弱的快乐。他们不得不摄入更多的数量（和额外的热量）来获得同等程度的奖赏，就像吸毒成瘾者所表现的那样。这一发现表明，肥胖是由大脑中与奖赏相关的变化造成的，而不是由暴饮暴食或自我放纵造成的。因此，理解肥胖症的生物学机制对于制止污名化肥胖者至关重要。

研究表明，肥胖症也有一个社会因素：它似乎存在人际传播。始于1948年的弗雷明汉心脏研究项目至今仍在进行中，已经揭示了许多与心血管疾病相关的风险因素。最早的弗雷明汉研究人员不仅仔细记录了每个参与者的家庭成员，还记录了他们的密友和同事。由于三分之二的弗雷明汉成年参与者都参加了第一阶段的研究，他们的子辈和孙辈也参加了后续阶段的研究，几乎整个社群的社交网络都被记录了下来。哈佛大学的尼古拉斯·克里斯塔基斯和加州大学圣迭戈分校的詹姆斯·福勒最近从这个项目中筛选了对5124名男性和女性的手写记录，根据这些记录他们构建了一个详细的人际关联网络，这让他们第一次看到社交网络是如何影响行为的。[15]

克里斯塔基斯和福勒分析的第一个变量是肥胖症，他们对此做出一个非凡的发现：肥胖症仿佛像病毒一样在社交网络中传播。事实上，如果一个人变胖，他的朋友跟着变胖的可能性会增加171%。克里斯塔基斯和福勒还进一步发现，吸烟也存在人际传播。当你的朋友开始吸烟时，你吸烟的可能性会增加36%。类似的百分比适用于饮酒，适用于快乐，甚至适用于孤独感。

对肥胖症背后的生物学和社会因素的研究不仅有可能帮助科学家开发出预防肥胖的方法，还有可能为开发新药物来治疗其他类型的成瘾提供洞见。自我控制总是不容易做到的。但是，或许我们可以帮助那些奖赏系统失灵的人，使他们做到自我控制的难度稍微降低一些。

治疗成瘾者

动物模型和其他研究已经教给我们很多关于如何治疗成瘾者的知识。首先，这些研究表明，成瘾是一种慢性疾病。认为一个人去戒毒所待上一个月就能完全康复的想法是不对的，这是一种迷思。

其次，成瘾影响到大脑的多个区域和多个神经环路。这就需要采取多管齐下的治疗方法，由此带出几个问题。能否通过行为疗法帮助成瘾者控制自我毁灭行为或通过药物改善前额叶皮层功能，来增强成瘾者的自我控制能力？能否通过行为干预或药物治疗削弱条件作用，从而使一个人在看到与成瘾物质有关的刺激时，不会对它们做出反应？能否使奖赏系统对自然刺激做出反应，从而使成瘾者受到毒品以外的其他刺激激励？

迄今为止，最成功的成瘾疗法是行为治疗，它包含非常严格的十二步计划，正如匿名酗酒者协会所采取的做法。但是，大多数成瘾者即使在执行了现有的最佳方案之后，还是会重新开始吸毒。这种高复吸率反映了成瘾期间大脑中发生的长期变化。我们已经知道，毒品成瘾是一种长时记忆形式。条件作用使大脑将某些环境线索与快乐联结起来，遇到这些线索就会诱发吸毒的冲动。成瘾者停止吸毒后，对快乐的记忆仍会持续很长时间；这就是维持治疗——即使在反复复吸之后——如此重要的原因。

药物治疗的目的是帮助成瘾者忘记与成瘾性毒品相联结的快乐，并抵消驱动成瘾的强大生物性力量，从而增强康复和心理社会治疗的效果。我们已经看到，行为治疗和药物治疗都是通过大脑中的生物学过程起作用，而且两者经常是协同作用。治疗成瘾的一大核心挑战是，如何将我们日益增长的有关大脑奖赏环路的知识转化为新的治疗方法。

不幸的是，制药公司在开发治疗成瘾的药物方面投入的精力非常少。一个原因是他们觉得无法从成瘾者身上收回研究成本。不过，基础研究已经带来一些重要的药物治疗，可以降低成瘾者对毒品的渴望。

例如，尼古丁替代药物的靶点与尼古丁起作用的大脑区域相同，但药物起到的作用是帮助降低对香烟的渴望。美沙酮会与同样能被海洛因激活的受体结合，但它在受体上停留的时间非常长，从而降低情绪反应的强度。尽管美沙酮本身是一种成瘾性毒品，但对美沙酮的成瘾并不像对海洛因的成瘾那样会严重扰乱日常行为。此外，美沙酮是一种可以合法获得的处方药，而海洛因是一种非法毒品，必须在黑市上购买，这常常让成瘾者暴露在高危环境中。

目前对成瘾的治疗还存在很大缺陷，但是，正如我们看到的，脑成像研究、成瘾的动物模型和流行病学研究都有助于增进我们对大脑奖赏系统变化的理解，而这些变化是成瘾的基础。许多科学家正在寻找治疗方法，旨在通过药物、行为和基因治疗，恢复大脑中产生多巴胺的环路的正常活动。最终，这种对治疗方法的研究可能会让我们开发出预防成瘾的手段。

展望未来

医疗保健系统在大多数情况下都不参与吸毒成瘾者的筛查和治疗，因为公众普遍认为成瘾是一种个人选择，是坏人做出的坏行为。这种信念使成瘾者被污名化了。

在成瘾的情况下行使我们的意志是一个难题，因为毒品针对的是大脑中控制我们决策能力的区域。正如我们所看到的，成瘾是有意识和无意识心理过程之间发生的复杂交互作用。它始于有意识地决定获取毒品，但毒品会刺激神经元在大脑中产生多巴胺，有时还产生其他化学物质。最终，这种无意识的活动，以及它在大脑功能中引起的变化，占据了上风。虽然成瘾者最初尝试毒品的选择可能是他自己做出的，但随之而来的大脑障碍削弱了他做出自由选择的能力。

教育和科学是我们消除污名的最佳手段，从而使个人和社会能够以更理性的方式对待成瘾者。据估计，吸毒过量现在是50岁以下美国人死亡的主要原因。[16]研究发现，18~19岁的美国人中，有40%至少接触过一次非法毒品，有75%或更多人接触过酒精。其中大约10%的人会成瘾，其余则不会。鉴于成瘾的风险在很大程度上是由遗传决定的，重要的是我们要把成瘾当作一种大脑障碍来对待，而不是看作一种道德败坏的表现，我们要为成瘾者提供的是治疗而不是惩罚。

10 性分化与性别认同
——受大脑支配的性别特定行为

　　我们大多数人在人生早期就有了强烈的性别认同感——身为男孩或者女孩。因此，我们在成长过程中的行为方式与社会上其他男孩、女孩的表现都差不多。通常，我们的性别认同与我们的解剖学性别、外生殖器和生殖器官相一致，但情况并不总是如此。我们可能拥有一个男性的身体，但感觉自己像一个女孩或女人，或者，我们拥有一个女性的身体，但感觉自己像一个男孩或男人。这种差异是可能存在的，因为我们的性别和我们的性别认同是在发育过程中的不同时期分别确定的。

　　性别认同是我们对自己处于性别连续谱上什么位置的一种归属感，或是一个男人，或是一个女人，或两者皆是，或两者皆非。它包含我们的生理发育、我们的感受和我们的行为。因此，尽管性别认同在个体之间可能存在很大差异，但它是大脑正常性分化的一个功能。因为我们可以从对性别认同的研究中更多地认识我们自己，所以我偏离了讲述大脑障碍的主线，增设这一章来谈大脑的性分化。

　　对于那些性别认同与其解剖学性别不一致的人，也就是跨性别者来说，自己长在一个错误的身体里的感受始于童年期，在青春期和成年期可能会更加强烈。他们的外在形象——这就带来了一系列关于行为的社会期望——与他们的内心感受之间的紧张关系带给他们困惑和痛苦，并可能让他们与他人的交往变得困难。因此，跨性别者可能会表现出焦虑、抑郁或其他障碍。此外，跨性别者经常面临严重的歧视和人身危险。

性别认同与性取向不是一回事，后者是一个人对异性、同性或双性的浪漫吸引。目前，我们对性取向的生物学机制知之甚少，无法在此讨论。

我们的性别认同感从何而来？它是在出生前就决定的，还是一种社会构建？本章我们首先讨论性分化，即在发育过程中发生的遗传、激素和结构变化，这些变化决定了我们的解剖学性别。接着，我们来看性别特定的行为。探讨男性和女性行为的差异能告诉我们男性和女性大脑之间存在什么物理差异。然后，我们会认识一些基因，是它们造成有些人的性别认同偏离了其解剖学性别。这些发现合在一起，开始让我们对人类的性别认同以及它如何受到大脑影响有了更细致的了解。

我们还会从一位有天赋的科学家那里了解他女孩身、男孩心的成长经历，以及他后来从女人转变为男人的感受。最后，围绕如何最佳地支持那些性别认同不同于其出生时性别的儿童和青少年，我们来讨论其中涉及的一些问题。

解剖学性别

在描述男女之间的生理差异时，"性别"这个词有三种不同用法。我们已经知道，解剖学性别针对外显的差异，包括外生殖器和其他性征（比如体毛分布）的差异来划分。性腺性别针对男性或女性性腺，即睾丸或卵巢的存在来划分。染色体性别则针对女性和男性之间性染色体的分布来划分。

我们的DNA分布在23对染色体中（图10.1）。每对染色体由一条来自母亲的染色体和一条来自父亲的染色体组成。第1到第22对染色体的每一对都有着相似但不完全相同的DNA序列。

第23对染色体——X和Y染色体——彼此非常不同。它们是决定我们解剖学性别的染色体。X染色体，即女性染色体，与其他44条染色体的大小大致相同；Y染色体，即男性染色体，则要小得多。女性有两条X染色体，所以她们在遗传学上是XX；男性有一条X和一条Y染色体，所以他们在遗传学上是XY。

Y染色体是如何产生男孩的？最初，每个胚胎都有一个未分化的性腺前体，称为生殖嵴。大约在妊娠期的第6~7周，Y染色体上一个被称为 SRY（性别决定区Y）的基因通过指导未分

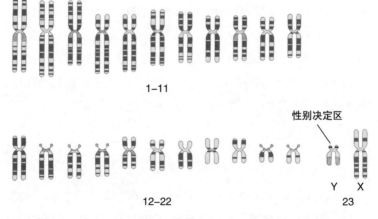

1–11

性别决定区

12–22   23

Y   X

图10.1 人类基因组由23对染色体组成；第23对染色体决定解剖学性别。

化的生殖嵴发育成睾丸，启动了成为男性的过程（图10.2和图10.3）。一旦睾丸发育完成，在睾丸释放的激素（比如睾酮）的作用下，胚胎的性命运就会进一步被确定。到了妊娠期的第8周，男性胎儿的睾丸释放的睾酮几乎与青春期男孩或成年男性释放的一样多。睾酮的大量释放几乎决定了成为男性的每一个方面，包括身体形态和大脑特征。

在妊娠约6周时，具有两条X染色体的胚胎开始了女性的性发育过程：卵巢发育，身体的性分化和大脑发育的各个方面都遵循女性途径（图10.2和图10.3）。胚胎不需要卵巢大量释放激素就能成为女性。

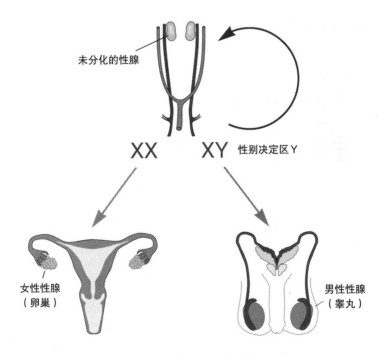

图10.2 胚胎分化为男性或女性发生在妊娠期的第6~7周。

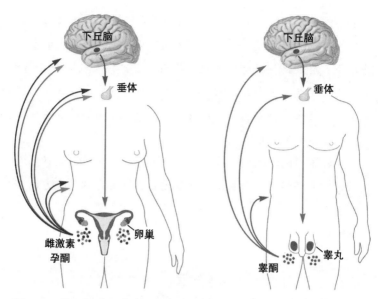

图 10.3 雄性或雌性激素的释放决定了男性或女性的身体形态和大脑特征。

性别特定的行为

雄性和雌性动物在其性行为和社会行为方面表现出明显的差异。事实上，在包括我们人类在内的每一个物种中，每个个体都表现出一套典型的性别行为：生理雄性的行为方式是典型的雄性方式，而生理雌性的行为方式是典型的雌性方式。

性别特定的行为，尤其是性行为和攻击行为，在不同的物种中非常相似，这表明这些行为在进化过程中是相当保守的。进而还表明，驱动这些行为的神经环路也是非常相似和高度保守的。不过，触发性别特定行为的信号，在不同物种中通常是不同的。

例如，在北美啄木鸟中，只有一个信号会触发性别特定的行为：雄鸟面部看起来像胡子的黑色图案。如果一只雄啄木鸟看到一只有胡子的啄木鸟，会默认对方是雄性，从而发起攻击。如果你在一只雌啄木鸟的面部画上胡子，雄啄木鸟就会攻击它。如果你把一只雄啄木鸟的胡子遮住，其他雄啄木鸟会默认它是一只雌鸟，从而试图与它交配。类似地，小鼠的性别特定行为是由其他雄性或雌性小鼠发出的被称为信息素的嗅觉线索触发的，人类则对视觉和听觉线索特别敏感，这一事实被色情业成功加以利用。

一旦我们知道是什么信号触发了性别特定的行为，我们就可以研究大脑如何控制这些行为的呈现。哈佛医学院波士顿儿童医院性别管理科的诺曼·斯帕克发现，我们的身体在出生后不久以及青春期都会释放性别特定的激素。[1]这些激素对于以性别特定的方式塑造大脑至关重要。在男孩中，睾酮的剧烈释放对于控制男性特定行为（特别是攻击行为）的神经环路的正常发育至关重要。与之相对，女孩的雌激素的释放是为未来的交配行为做准备。如果没有雌激素的早期释放，就会形成一套控制不同的性别特定行为的神经环路，这套环路尤其会影响异性交配和母性行为。

由于小鼠显示出明显的性别特定行为，哈佛大学的卡特琳·迪拉克和加州理工学院的戴维·安德森利用现代遗传和分子工具来研究控制这些行为的大脑机制。他们的研究发现了关于小鼠大脑的几个有趣的结论，这些结论可能也适用于人类大脑。[2]

首先，控制两种性别的特定行为的神经环路在两种性别的小鼠中都存在。因此，无论小鼠的性别为何，它的大脑都包含了控制雄性行为和雌性行为的神经环路。这些环路受信息素的调控，信息素是由其他小鼠释放到环境中的类似激素的物质。通常情况下，当小鼠的大脑检测到一种信息素时，它会激活该小鼠的性别所要求的行为，并抑制属于另一种性别的行为。因此，在一只雌性小鼠身上，雌性特定的性行为或亲代抚育行为将被激活，而雄性特定的行为将被抑制，对于雄性小鼠反之亦然。然而，遗传学实验表明，在某些情况下，雄性和雌性小鼠可以展现属于另一种性别的行为。一只携带突变的信息素探测基因的雌性小鼠会表现得像一只雄性小鼠，并寻找雌性伴侣，而一只携带突变的信息素探测基因的雄性小鼠会表现得像一只雌性小鼠，并照顾幼年小鼠，而不是像雄性小鼠通常所做的那样杀死它们。

其次，由于雄性和雌性小鼠的大脑大体相似，它们的行为并不完全由其生理性别决定。这一点很重要，因为动物偶尔需要展示另一种性别的行为。雄性在交配和后代出生后的短时期内表现出亲代抚育行为，许多物种中的雌性则表现出骑跨行为，以显示其支配地位。

我们在鱼类和爬行动物以及小鼠和其他哺乳动物中都观察到了大脑的这种雌雄同体属性，科学家认为它对控制人类性别认同具有重要意义。

人类大脑中的性二态性

控制雄性和雌性哺乳动物性别特定行为的大脑结构差异是否也存在于我们的大脑中？高分辨率磁共振成像和遗传学技术的进展已经揭示，尽管男性和女性的大脑有许多共同的特征，但在其中几个区域还是存在着性别特定的结构和分子差异，或称性二态性。这些差异发生在参与性行为和生殖行为的区域，比如下丘脑，但它们也发生在与记忆、情绪和应激相关的神经环路中。

因此，上述问题的答案是：存在，人类大脑中确实存在明显的性二态性。但我们尚不知道这些性二态性与行为是如何关联的。

在某些情况下，这种关联似乎相当直接。例如，科学家认为，负责雄性小鼠阴茎勃起和雌性小鼠泌乳的神经环路很容易在人类大脑中找到对应，但除此之外，动物研究还能够告诉我们哪些关于人类行为的知识，他们并没有达成共识。我们对人类大脑中的性二态性如何支配认知功能（比如性别认同）还知之甚少。不仅如此，我们在追踪男性和女性的认知功能差异与大脑结构差异的关联方面也没有取得什么进展。

这一领域的进展部分受阻于男女之间是否存在认知差异的争论。一些人认为，性别特定差异源于家庭和社会期望。其他人则认为，这些差异有其生物性基础。就算认知差异确实存在，差异也是很小的，并且代表的只是存在高度变异性的男性群体和女性群体之间的均值差异。换句话说，科学家发现每种性别的内部差异远远大于两性之间的差异。

男人的大脑和女人的大脑之间存在一些物理差异，这意味着大脑的一些神经环路也存在差异，有时这些差异与行为的差异直接关联。然而，在其他时候，性别特定的行为似乎是由激活相同基本环路的不同方式造成的。那么，问题来了：我们的大脑是像小鼠的大脑一样，包含了既控制男性行为也控制女性行为的神经环路，还是说它有分别控制男性行为和女性行为的神经环路？

对人类大脑中的性二态性与性别认同之间的关联的新洞见

来自遗传学研究。这些研究表明，一些单基因突变会导致解剖学性别与性腺性别和染色体性别脱节。例如，若携带先天性肾上腺皮质增生症（CAH）基因，解剖学性别为女性的人在胎儿期就会接触过量的睾酮。这种状况通常能在出生时被诊断出来并得到纠正，但是女孩早期接触睾酮与其性别相关行为的后续变化存在关联。患有CAH的女孩通常倾向于喜欢同龄男孩玩的典型玩具和游戏。在童年期接受CAH治疗的女性中，同性恋和双性恋取向的发生率也有统计学显著的小幅增加。此外，这些女性中有相当一部分还表示希望成为男性来生活，这与她们的性别认同相一致。

这些发现表明，出生前在我们体内释放的性激素会独立于我们的染色体性别和解剖学性别来影响我们的性别特定行为。荷兰神经科学研究所的迪克·斯瓦布和阿莉西亚·加西亚-法尔格拉斯解释了其中的原因。他们指出，性别认同和性取向"在我们还在子宫里的时候就被编入了我们的大脑结构。然而，由于生殖器的性分化发生在怀孕头两个月，而大脑的性分化开始于孕期后半程，这两个过程可以分别受到影响，故而可能导致跨性别"。[3]

类似地，影响男孩的两种遗传病——完全性雄激素不敏感综合征（CAIS）和5α-还原酶2缺乏症——往往会导致外生殖器女性化。患有两种病症之一的男孩在青春期之前被误认为是女孩，但到了青春期他们的发育路径变化了。5α-还原酶2缺乏症的症状源自睾酮处理过程而非睾酮生产过程的缺陷，并且主要针对发育中的外生殖器。在青春期，血液循环中的睾酮大量增加，使得患有这种疾病的男孩出现男性特征：男性的体毛分布、肌肉组织，以及最引人注目的男性外生殖器。于是，这些青少年中有许多在这个阶段选择接纳男性性别。相比之下，CAIS 则是由全身雄激素受体的缺陷引起的。患有这种疾病的年轻人发现自己青春期不来月经后会求医。他们中的大多数人具有女性的性别认同和对男性的性偏好，这与他们女性化的外表相一致。他们可能要求通过手术切除睾丸，并接受补充雌性激素治疗。

性别认同

我们已经知道，性别认同在儿童早期就开始显现，而且不以解剖学性别为基础。所以一个人即使还只是个孩子，也会感到自己被困在错误的身体里，一边被外界期望以一种方式行事，一边却感到并想要以另一种方式行事。通常情况下，跨性别者通过社会、激素、手术方式或者三管齐下来改变自己的性别，以此更接近他们的性别认同。我们会在本·巴雷斯（图 10.4）和布鲁斯·詹纳的人生故事中看到这一点：本·巴雷斯从小就是跨性别者，最终决定通过手术从女性转变为男性，而布鲁斯·詹纳则从男性转变为女性。

本生于 1954 年，本名芭芭拉·巴雷斯，1997 年从女性转变为男性。他是一位非常有天赋的脑科学家，在 2008 年到 2017 年间担任斯坦福大学神经生物学系系主任。2013 年，他成为首位当选美国国家科学院院士的公开跨性别科学家。

因此，当德博拉·鲁达西尔在 2006 年写就如今已成为解剖学性别和性别认同的经典之作《性别之谜》一书时，她在第 1 章引入与巴雷斯的对谈就并不令人惊讶了。

自打我记事起，我就认为自己是个男孩。我想玩男孩

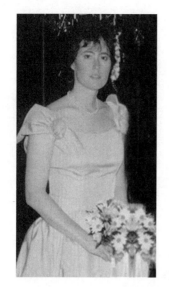 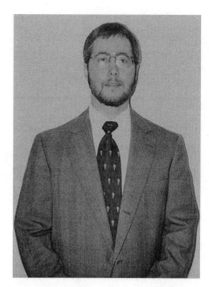

图 10.4　芭芭拉 / 本·巴雷斯

玩的玩具，想和我弟弟以及弟弟的伙伴一起玩，而不是和我妹妹一起玩。人们总是给我女孩玩的玩具，像是芭比娃娃之类的。……我非常想参加幼男童军和男童军。但我却参加了幼女童军，我讨厌这样。大家在烤饼干，而我想去露营。……

　　记得有一天……女童军领袖冲我吼叫："为什么你总是要与众不同，芭芭拉？为什么你总是要与众不同？"她对我实在是束手无策了。我对此感到震惊，因为我一直是个好孩子。嗯，我的成绩一直很好，从来没有遇到过麻烦。我也没有试图制造任何麻烦。……然后呢，因为她让我非常震惊，我开始思考这个问题，给她的回答有点像是说给自己听的："嗯，我想我在做的事情与其他女孩有些不一样。"[4]

巴雷斯进入青春期后乳房开始发育，就尽量穿宽松的衣服来掩饰，"这样它们就不会显现出来"，他体验到了越来越严重的不适感：

> 我有种感觉，就是觉得我的身体不对劲。我开始感到非常不舒服，事实上，我的整个生活都变得不舒服，因为我不得不穿裙子。想想如果你是一名医生，你不得不穿着裙子去诊所。而我不得不穿着裙子参加葬礼和婚礼。不得不穿上这条花裙子参加我姐妹的婚礼。这些都在我人生中遭遇的重大创伤经历之列！
>
> 而诸如此类的不舒服充斥着我大部分的生活（因为我是在过去几年才改变性别的）。就是这种身为女性的非常非常不舒服的感受，每个方面都让我不舒服。但我不懂自己的这种状况，我总是对此感到非常困惑。[5]

在大学期间，巴雷斯被诊断出米勒管发育不全，这是一种先天性疾病，导致他有卵巢却没有阴道或子宫。患有这种疾病的年轻女性通常会认同自己是女性，并可能选择接受医疗手术来造一个阴道。但对于从未觉得自己是女孩的巴雷斯来说，情况是不同的：

> 我记得和那些医生交流时，他们说要替我造一个人工阴道，而我在这件事上从来没有任何发言权。他们从未问过我是否想要一个阴道。……他们在我的病房进进出出，却从未问过我的感受。可我是有感受的！我对整件事情感到非常困惑，比如他们为什么要这样做，我真不觉得自己

是女的，也不认为自己特别想要一个阴道。但从另一方面来讲，我是一个女孩，那就应该有一个阴道。似乎真的没有任何选择余地。[6]

巴雷斯从麻省理工学院毕业后，又进入达特茅斯医学院深造。他获得了哈佛大学的神经生物学博士学位，并于1993年成为斯坦福大学的一名教师。1997年，他做出了一个艰难的决定：接受变性手术。巴雷斯解释了这一切是如何发生的：

现在我当了一名医生。终其一生我都对自己的性别感到困惑。……直到（我）读了这篇（关于詹姆斯·格林，一个著名的跨性别者和活动家的）文章，他就仿佛真人站在我面前。这篇文章太打动我了。仿佛他说的每件事都是我的人生故事。这篇文章中提到了挨着这条街的这家诊所……于是我联系了他们……接着他们就给我做了检查并告诉我："你是一个典型案例。你想改变自己的性别吗？"……

有几个星期的时间，我感到"压力山大"，因为我一直在想："我真的想这么做吗？"……我从不觉得自己能很好地解释当时的情况，但我整夜整夜地失眠，出现了自杀倾向。……（我的生活）就像被掰成了两部分。属于个人的部分，一直让我感到很不舒服；而属于事业的部分，于我一直是种乐趣。……

所以，到了去诊所的时间，我就觉得要么接受手术，要么自杀。我没有想到任何其他选项。而这一切发生得非常快。在就诊的短短数月里，我接受了激素治疗，之后的短短数月里，我的卵巢被取出。……[7]

正如巴雷斯后来所说："我认为我必须在自我认同与事业之间做出决定。我改变了性别，以为自己的事业可能到头了。……非常幸运的是，学界同仁都极其支持我，现实远远好过我的担忧。"[8]巴雷斯告诉鲁达西尔："我觉得就是，我遇到了这个性别问题，我处理了它，它就被解决了。最重要的是，从那以后我都很开心。我比以前要开心多了。我享受现在的生活。"

当被问及他认为性别认同属于心理还是生理层面，是生物性的还是社会性的，巴雷斯回答道：

　　我认为，性别大抵是双峰分布的。它是生物性的双峰分布，因为这对于进化很重要，所有物种都存在双峰分布。男性和女性的构造是不同的，都受到激素驱动的各种程序的影响，如果你观察行为，男性和女性的行为也是不同的，我不认为这些全是社会性的。事实上，一些最佳的证据来自跨性别者。如果你看一下由女转男的跨性别者，以及他们在服用睾酮之前和之后的空间测试结果……你会发现由女转男的跨性别者服用睾酮后在空间能力方面表现得更像男性。因此，显然有一些性别特定的行为是由激素控制的。

　　……当然，在任何分布谱中都存在一些介于双峰之间的情况。但我就认为它是生物性的；这就是我们表现出来的样子。我认为很多跨性别者都有这种感受，否则他们为什么从一出生就强烈地感到有些不对头？为什么他们就是不能习惯他们既定的样子？并不是社会对待我的方式改变了我。改变源自内心深处。[9]

布鲁斯·詹纳走的是一条不同的道路，她从一个肌肉发达的运动型男转变为一个女人。詹纳读大学时曾是一名出色的橄榄球运动员，后来他的膝盖严重受伤，需要进行手术，这使得他无法重返赛场。但詹纳被指导过奥林匹克十项全能运动员的教练L.D.韦尔登说服，去参加由十个不同田径项目组成的十项全能比赛。

在韦尔登的训练下，詹纳在1976年蒙特利尔夏季奥运会上获得了十项全能金牌。由于十项全能需要非常多不同的技能，其金牌得主被非官方地称为世界上最伟大的运动员。詹纳不仅赢得了比赛，还打破了十项全能的原有纪录。他后来成为美国全国广播公司和美国广播公司的主播，常规主持《活力美国》节目，接着又成为著名的餐后演讲者，对他在奥运会上取得的非凡成就进行精彩的讲述。这些事业上的成功推动了詹纳成为荧屏和银幕上的明星。

起初，詹纳公开表明自己的性别为男性，但在2015年4月，他宣布自己是一名跨性别者，并将自己的名字由布鲁斯改为凯特琳。她在《名利场》杂志2015年7月刊的封面上亮相，还主演了一档名为《我是凯特琳》的电视真人秀，节目就聚焦于她的性别转变。凯特琳这个名字和她的性别转变于2015年9月25日正式生效。詹纳用以下话语描述了她的生活："只因为你是美国男性运动员的化身，就要否认自己的核心和灵魂，还要背负人们寄予你的各种几乎不可能做到的期望。这实在难以想象。"[10]释放真我之后，凯特琳成了《我是凯特琳》的执行制片人，这档节目也因提高了公众对跨性别者议题的认识而赢得赞誉。

跨性别儿童和青少年

对于那些认为自己的身体性别错位的跨性别儿童来说，青春期的到来可能是非常令人困惑和痛苦的，就像本·巴雷斯那样。为了减轻这种心理创伤，医生越来越多地给跨性别青少年服用药物来阻断其青春期发育，直至他们的身体和决策能力成熟到可以开始接受跨性别激素治疗，通常是在16岁。但这些药物的副作用在很大程度上仍未可知。

美国目前正在进行的一项研究可能会对何时以及如何最好地帮助那些正在寻求转变其出生时被分配的性别的青少年提供一些指导。这项研究由美国国立卫生研究院资助，旨在招募约300名认同自己为跨性别者的青少年，并对他们进行至少5年的追踪研究。该项目将是迄今为止最大型的跨性别青少年研究，也是第二个对青春期延缓所造成的心理影响的追踪研究。它还将是第一个对青春期延缓所造成的医学影响的追踪研究。其中一组将在青春期开始时使用青春期阻断剂；另一组年龄较大的则使用跨性别激素。

研究显示，75%对自己的性别有疑问的儿童，到了青春期会认同自己出生时被分配的性别。而那些在青春期认同自己为跨性别者的青少年，几乎总是质疑自己的性别。在对青春期阻断药物的副作用不甚了解的情况下就提供这些药物，这种做法受到一些人的质疑。然而，许多参与这一领域治疗的人说，用阻止药物治疗来否认跨性别青少年存在性别转变需求，这种做法也是不道德的。他们指出，不对青少年进行治疗的做法并不是在简单地保持中立，而是意味着任由他们暴露在伤害中。

美国内分泌协会正在努力更新其治疗跨性别青少年的指南。

这项工作的领导者、加州大学旧金山分校的儿科内分泌学家斯蒂芬·罗森塔尔预计，目前建议临床医生直到当事人16岁才能开展跨性别激素治疗的指导方针，未来会允许更大的灵活性，因为许多儿童在16岁之前就进入了青春期。指南中的另一个变化可能会鼓励儿童在青春期之前以他们所认同的性别生活。加州大学旧金山分校的心理学家戴安娜·埃伦萨夫特说，这是一个越来越受欢迎的做法，但仍然是有争议的。[11]许多心理学家并不鼓励儿童在青春期之前经历这种社会性性别转变。

曼彻斯特大学的生物伦理学家西蒙娜·焦尔达诺说，无论对儿童的性别认同采取什么手段，临床医生和家庭都应该帮助儿童理解他们正在经历的状况，"经历社会性和生理性的性别转变是一个漫长的旅程"。[12]

展望未来

大脑的性分化是一个丰饶且重要的研究领域，它正开始揭示支配性别特定行为（包括对行为的认知，比如性别认同）的神经环路。例如，我们现在认识到，性别认同有其生物性基础，而且在产前发育过程中，它可以偏离解剖学性别。不仅如此，正如斯瓦布和加西亚–法尔格拉斯所指出的："没有证据表明出生后的社会环境对性别认同或性取向存在影响。"[13]

深入关注性别认同的生物学，将使我们对人类性别的范畴有一个更清晰的认识，从而使我们更加理解和接纳跨性别的男人和女人。它将使我们能够理解一个孩子宣称"我活在错误的身体里"时所表达的意思。它将使我们能够帮助这样的孩子过渡到成年。

11 意　识

——人脑最大的未解之谜

弗朗西斯·克里克是我们这个时代最重要的生物学家，他在生命的最后30年里致力于研究意识是如何从大脑的运作中产生的。在1994年出版的《惊人的假说：对灵魂的科学探索》一书中，克里克写道："你的快乐和悲伤，你的记忆和抱负，你的自我认同感和自由意志感，实际上不过是大量神经细胞及其相关分子的组合行为。"

然而，克里克在弄清意识的神经机制方面取得的进展相对较少。目前，意识的统一性——我们对自我的觉知——仍然是大脑的最大谜团。意识作为一个哲学概念，学者们至今尚未达成共识，但大多数研究它的人，还有研究过意识障碍的人，都认为它不是心智的单一功能，而是在不同情境下的不同状态。

从现代意识状态研究中涌现出的最惊人的洞见之一是：西格蒙德·弗洛伊德是对的——只有理解了弥漫在有意识思维里的复杂无意识心理过程，我们才能理解意识。一切有意识知觉都依赖于无意识过程。因此，在我们深入探讨意识的奥秘时，请记住我们对大脑障碍的那些探索所带给我们的对心理加工过程的认识。我们知道，大脑利用无意识和有意识加工过程来构建外部世界的内部表征，由此指导我们的行为和思维。如果我们大脑的神经环路出现紊乱，那我们对外部世界的体验在程度上和类型上都会与其他人不同，在意识和无意识层面都是如此。

新心智生物学——现代认知心理学与神经科学的结合——创造了对意识的新理解。我们将在本章看到，科学家利用脑成像技术探索了不同的意识状态，揭示出我们大脑产生心智的一些基本方式。接着，我们会重访第8章讲过的决策，这一次不是从错误的道德决策的角度，而是从更广泛的角度看这一关键技能如何利用无意识和有意识加工过程。沿着这条路，我们会了解经济学和细胞生物学意想不到的合作所揭示的支配决策的一些规则。最后，我们会讨论精神分析对我们理解心理过程的贡献，以及这种治疗模式如何通过与新心智生物学联姻而重获新的力量和目标。

弗洛伊德的心智观

弗洛伊德把我们的心智分为有意识和无意识的部分。有意识的心智，即自我，通过我们的视觉、听觉、触觉、味觉和嗅觉等感觉系统与外部世界直接联系。自我受到现实，也就是弗洛伊德所说的现实原则的指导，它涉及知觉、推理、计划行动、体验快乐与痛苦，这些属性让我们能够延迟满足。弗洛伊德后来意识到，自我也包含一个无意识的组成部分，接下来我们会看到。

无意识的心智，即本我，不受逻辑或现实的支配，而是遵循快乐原则，让我们寻求快乐、避免痛苦。弗洛伊德最初将无意识定义为一个单一的实体，主要由本能组成，这些本能位于我们的意识之外，却影响着我们的行为和体验。他认为本能是所有心理功能的主要驱动力。虽然弗洛伊德认为存在无数种这样的本能，但他把它们缩减为基本的几个，并分为两大类：厄洛斯，即生本能，包括所有的自我保护和性本能；塔纳托斯，即死本能，包括所有的攻击、自我毁灭和残忍的本能。因此，认为弗洛伊德断言所有人类行为都源自性动机的说法是不正确的。那些源于塔纳托斯的行为不是由性驱动的；此外，我们还将看到，生本能和死本能可以融合在一起。

弗洛伊德后来将他的无意识心智扩展到了本我（本能无意识）之外。他增加了第二个组成部分，即超我。超我是心智的伦理成分，它形成了我们的良知。弗洛伊德又增加了第三个组成部分，即前意识无意识，现在也被称为适应性无意识，从而完成了他的心智结构模型。这第三个无意识成分是自我的一部分；它在我们没有意识到它的情况下加工意识所需的信息（图11.1）。因此，弗洛伊德认识到，我们大量的高级认知加工过程是在无意识的情况下进行的，我们既没有意识到，也没有能力去反思。我们将在本章后面再谈适应性无意识和它在决策中的作用。

弗洛伊德的很多工作都致力于研究本我——我们的社会无法接受的各种欲望、创伤性记忆和痛苦情绪的无意识存储库。他还致力于研究压抑，这种防御机制使本我存储的种种都无法进入我们的有意识思维。脑科学家现在开始研究我们的一些本能的生物学基础，正是这些强大的地下力量塑造了我们的动机、行为和决策。

我们在第10章首次遇到的加州理工学院的戴维·安德森，在情绪行为的神经生物学研究中发现了弗洛伊德所观察到的两

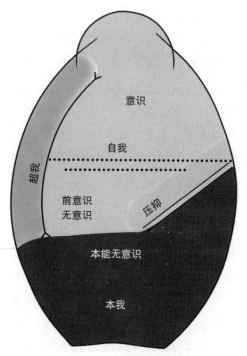

图 11.1 弗洛伊德的心智结构模型

种本能——性本能和攻击本能——的一些生物学基础，以及这两种本能的融合。[1]

　　我们已经知道，杏仁核主管情绪，它还与下丘脑进行交流，而下丘脑是控制养育、喂食、交配、恐惧和战斗等本能行为的脑区（图11.2）。安德森在下丘脑中发现了一个核团或者说神经元簇，其中包含两个不同的神经元群：一个调控攻击行为，另一个调控交配行为。有大约20%的神经元位于两个群体之间的边界上，它们在交配或攻击期间都能被激活。这表明调控这两种行为的大脑环路是密切关联的。

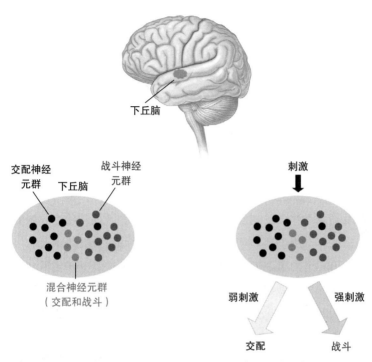

图 11.2 下丘脑中调控交配和战斗行为的两个神经元群是密切关联的。

　　交配和战斗这两种相互排斥的行为如何能由相同的神经元群来介导？安德森发现，差异取决于施加给这些神经元的刺激的强度。微弱的感觉刺激，比如前戏，激活的是交配神经元群；而强烈的刺激信息，比如危险，激活的是战斗神经元群。

　　涉及性行为和攻击行为的区域在空间上接近并且存在重叠，这有助于解释为什么这两种本能驱力可以非常容易地融合在一起，比如在性怒状态中就是这样，一些伴侣在吵完架之后的性爱体验中会获得额外的快乐。

认知心理学的意识观

现代认知心理学采取了一种不同于弗洛伊德的理路来研究心智。它不关注我们的本能，而是关注我们的无意识心智如何在我们没有意识到的情况下让各种认知加工过程成为可能。但在讨论无意识认知之前，让我们首先了解一下现代认知心理学家是如何看待意识的。

当认知心理学家提到意识时，他们是在谈论不同情境下的不同状态：从睡眠中醒来、意识到迎面走来的人、感官知觉，以及随意动作的计划和执行。为了理解这些不同的状态，我们必须从两个独立但又有所重叠的角度来分析我们的意识体验。

第一个角度是大脑的整体唤醒状态。例如，处于觉醒状态与处于深度睡眠状态。从这个角度来看，意识水平是指不同的唤醒和警觉状态，包括从睡眠中醒来，到警醒，再到正常的有意识思维等；而意识缺失是指睡眠、昏迷和全身麻醉等状况。

第二个角度是大脑唤醒状态下的信息加工内容。例如，感到饥饿、看到一条狗、闻到肉桂味。从内容的角度来看，我们需要确定感觉信息的哪些方面是被有意识地加工的，哪些方面是被无意识地加工的，以及每种加工方式的优势。

这两个角度显然是相关的：除非我们处于适当的觉醒状态，否则我们无法有意识或无意识地加工感觉刺激。因此，我们首先来讨论觉醒的生物学机制。

直到最近，觉醒——唤醒并警觉——还被看作是感觉输入大脑皮层的结果，而当感觉输入被关闭时，我们就会睡着。1918年，奥地利精神病学家兼神经病学家康斯坦丁·冯·埃科诺莫正在研究流感大流行，他有几个患者在死前处于昏迷状态。当他进行尸检时，发现他们的感觉系统大体完好，但脑干上部的一个区域却存在损伤。他把这个区域称为觉醒中心。

1949年，意大利著名科学家朱塞佩·莫鲁齐和美国知名生理学家霍勒斯·马古恩对冯·埃科诺莫的发现进行了实证检验。在动物实验中，他们发现切断从感觉系统到大脑的神经环路（具体来说是介导触觉和位置感觉的环路）不会干扰意识也就是觉醒状态。然而，脑干上部的一个区域（冯·埃科诺莫所说的觉醒中心）受损会造成昏迷。此外，刺激该区域会把动物从睡眠中唤醒。

莫鲁齐和马古恩意识到，大脑包含一个系统，他们称之为网状激活系统，它从脑干延伸到丘脑，再从丘脑延伸到大脑皮层。这个系统携带着有意识状态所必需的来自各种感觉系统的感觉信息，并将这些信息分散地分布于大脑皮层（图11.3）。不

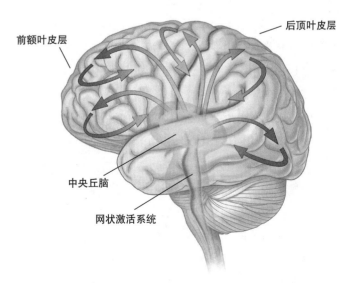

前额叶皮层

后顶叶皮层

中央丘脑

网状激活系统

图 11.3 网状激活系统将有意识状态所必需的感觉信息从脑干分配到大脑皮层。

过，虽然网状激活系统对觉醒状态是必要的，但是它并不涉及有意识加工的内容，也就是意识的内容。

意识的内容，即我们的有意识状态，是由大脑皮层介导的。加州大学伯克利分校哲学系荣休教授约翰·塞尔认为，尽管人们有时说意识很难定义，但是给出常识性的定义并不难。意识就是觉知或感知的状态。它从早晨我们醒来时开始，持续一整天，直到我们晚上再次入睡，或者以其他方式变得无意识。

意识有三个显著特征。第一是质性感受：听音乐不同于嗅柠檬。第二是主观性：意识发生在我身上。我非常肯定，类似的情况也发生在你身上，但是我与自己的意识的关系不像我与其他人的意识的关系。我之所以知道你的手被火烧到时你会感到疼痛，是因为我观察到了你的行为，而不是因为我体验——真实地感受——到了你的疼痛。只有当我自己被火烧到时，我才会感到疼痛。第三是经验的统一性：我体验到衬衫领贴着脖子、听到自己嗓音、被坐在桌子周围的其他所有人注视的感受，这些感受都是一个单一且统一的意识（即我的经验）的一部分，而不是一堆混乱离散的感觉刺激。

塞尔继续说，意识研究包括一个简单问题和一个困难问题。简单问题是弄清楚大脑中哪些生物学过程与我们的有意识状态相关。目前，伯纳德·巴尔斯和斯坦尼斯拉斯·迪昂等科学家正开始使用脑成像和其他各种现代技术来寻找意识的这类神经性相关物。我们将在后文再谈他们的工作。

塞尔认为，困难问题在于弄清楚我们有意识状态的这些神经性相关物与有意识经验的关系。我们知道，我们的每一种经验——玫瑰花的香味、贝多芬钢琴奏鸣曲的旋律、晚期资本主义阶段后工业时代人们的焦虑，以及其他所有的一切——都是由我们大脑中的神经元各种频率的放电产生的。但是，这些神经过程，这些意识的相关物，是否真的导致了意识？如果是的话，又是如何导致的？为什么有意识经验需要这些生物学过程的参与？

理论上，我们应该能够用常规方法来确定神经性相关物是否会导致意识：通过开启意识的神经性相关物，看意识是否会被开启；通过关闭意识的神经性相关物，看意识是否会被关闭。可是我们还不太能做到这一点。

意识的生物学

19世纪的生理学家兼心理学家赫尔曼·冯·亥姆霍兹可能是第一个认识到大脑从我们的感觉系统中收集基本信息并无意识地据此做出推断的人。事实上，大脑可以从非常不足的信息中做出复杂的推断。例如，当你看着一系列黑线时，这些线条并没有什么含义；但如果这些线条开始移动，特别是如果它们向前移动，你的大脑就会立即将它们识别为一个人在行走。

亥姆霍兹还认识到，对信息的无意识加工不仅是反射性的或本能的，它还是适应性的，以帮助我们在这个世界上生存。此外，我们的无意识也是创造性的。它同时利用存储在记忆中的信息和目前正在知觉的信息，把各种信息整合在一起并将其传递给意识。大脑将这部分信息与先前的经验进行比较，进而做出更充分和更理性的判断。

这是一个惊人的洞见，弗洛伊德抓住了这一点。他对一组导致患者说话能力出现各种障碍的疾病（被称为失语症）感兴趣，并从中观察到一个非凡的现象：我们不是有意识地选择我们所要使用的词语。我们也不是有意识地组织语法结构。它们都是无意识间达成的——我们只是在说话罢了。事实上，我们说话时就知道自己要说的大意了，即便开口之前并不确切地知道自己要说什么。

类似地，当我们看到一张面孔时，我们不会有意识地看到两只眼睛、两条眉毛、两只耳朵和一个嘴巴，然后说："哦，对了，这是谁谁谁。"识别是自然而然发生的。这种高级的、适应性的思维过程发生在弗洛伊德所指的前意识无意识中。因此，弗洛伊德想探问的实质可能是："使我们能够识别复杂事物而做出的所有这些整合，其本质是什么？"

要回答这个问题，请看图11.4。左边展示的似乎是一个白色方块躺在四个黑色盘子上面；右边展示的似乎是四个黑色盘子，每个盘子都被取走了一块。你的大脑习惯于从知觉经验中寻找意义，它告诉你，你在左边看到的是一个躺在四个黑色盘子上的白色方块。但事实上，那个白色方块并不存在。是你的大脑创造了它。当你看到右边的四个黑色盘子时，你就会意识到这一点。你的大脑甚至还在盘子上那个方块的白度和背景的

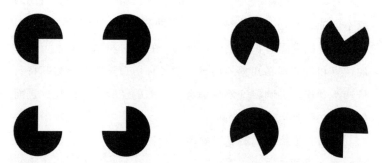

图11.4 考尼饶方块：有意识思维在实际线条并不存在的地方创造了隐含的线条（左）。

白度之间创造了一个反差，这个反差同样是不存在的。

认知心理学家伯纳德·巴尔斯认为，如果大脑对有意识和无意识心理过程的整合——我们的心智对所见之物的解释——能以某种方式与神经科学的发展联系起来，它就有可能通过实证来探讨。于是他开启了这项工作。

全局工作空间

在设计并实施了一系列利用脑成像技术研究视知觉的实验后，巴尔斯于1988年提出了全局工作空间理论。[2] 根据这一理论，意识关乎先前无意识（前意识）的信息在整个大脑皮层的广泛传播（又称广播）。巴尔斯认为，全局工作空间包含一个神经环路系统，从脑干延伸到丘脑，再从丘脑延伸到大脑皮层。

在巴尔斯之前，意识问题对大多数严谨的实验心理学家来说属于禁忌，因为它不被认为是一个可以科学研究的问题。然而，我们现在认识到，心理学有大量不同类型的技术可用于在实验室研究意识。基本上，一个实验可以采取任何刺激，如一幅面孔的图像或一个词，再稍微改变一下条件，使得我们对刺激的知觉随着我们的意志进入和离开意识。例如，如果我快速给你呈现一张人脸的照片，又立即给你呈现一幅不同的图像，掩蔽掉人脸，你就不会有意识地知觉到人脸。但如果我给你呈现这张人脸照片好几秒钟，你就很容易有意识地知觉到人脸。

这是对意识的一种新颖的、认知心理学的理解。它综合了有意识知觉的心理学和神经信号从丘脑向整个大脑皮层广播的脑科学。这两种手段是不可分割的。没有对有意识状态的出色心理学研究，我们就无法在广播信息的生物学方面取得进展；

而没有生物学，我们就永远无法理解意识的基本机制。

法国认知神经科学家斯坦尼斯拉斯·迪昂将巴尔斯的心理学模型扩展为生物学模型。[3]迪昂发现，我们所体验的有意识状态是一组分布式神经环路带来的结果，这些神经环路选择一段信息，将其放大，并向前广播至大脑皮层。巴尔斯的理论和迪昂的发现表明，我们有两种不同的思维方式：一种是无意识的，涉及知觉；另一种是有意识的，涉及对知觉信息的广播。

迪昂设计了一种方法，通过对比无意识和有意识的加工过程，让大脑中的意识现形。[4]他让屏幕上闪现"一、二、三、四"的字样。即使这些数词闪现得非常快，你仍能看到它们。但当他让最后一个数词"四"出现之前和之后各闪现一个形状时，这个数词似乎就消失了。它其实仍然出现在了屏幕上，仍然出现在了你的视网膜上，你的大脑也在加工它，但是你却没有意识到它。

再进一步，他又把这些数词置于意识的阈限处，即有一半的时间你会报告看到它们了，还有一半的时间你会报告没看到。你的知觉纯粹是主观的，无论你认为自己看没看到，这些数词存在的客观现实都完全一样。

那当我们在意识的阈限之下看到一个词时，大脑中会发生什么？首先，视觉皮层变得非常活跃。这是无意识的神经活动：我们看到的这个词到达了大脑皮层的早期视觉加工站。过了200~300毫秒，它缓慢消退，没能到达大脑皮层的高级中心（图11.5）。30年前，如果被问及无意识知觉是否到达了大脑皮层，神经科学家会说没有，因为他们相信，任何到达大脑皮层的信息都会自动进入意识。然而事实是，当一个知觉变得有意识的时候，会发生一些完全不同的事情。

有意识知觉也是始于视觉皮层的活动，但这种活动并没有消退，而是被放大了。大约300毫秒后变得非常大：它就像一场海啸，而不是一点余波。它传播到大脑的高级区域，一直到达前额叶皮层。从那里，它又回到它开始的地方，由此创造出该活动的一个回荡神经环路。这就是当我们意识到这些信息时发生的信息广播过程。它将信息转移到全局工作空间，大脑的其他区域可以在那里读取信息（图11.6）。

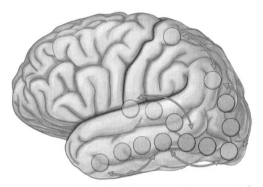

图11.5 阈下知觉：视觉皮层的活动在到达大脑的高级区域之前就消退了。

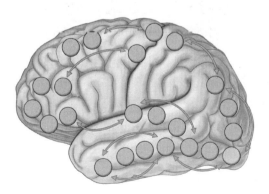

图11.6 有意识知觉：视觉皮层的活动被广播到前额叶皮层，在那里它可以被大脑的其他区域读取。

　　简而言之，当你意识到一个特定的词时，这个词就会在全局工作空间中变得可读取，这个过程与你对这个词的视觉识别是分开进行的。虽然这个词在你眼前闪现的时间非常短暂，但你可以用工作记忆把它牢牢记住。接着你可以把这个词广播到所有需要它的脑区。

　　脑成像的基本发现也是一样的。有意识活动所能关注的对象是受到限制的：它一次只选择一个项目，并在整个大脑中广泛传播。相较之下，无意识信息加工过程可以同时发生在大脑皮层的许多不同区域，但这些信息不会被广播到其他区域。例如，你在阅读这段文字时，对你周围的环境其实是有觉知的，包括环境声音和温度等。有关你周围环境的感觉信息在大脑中被无意识地加工，但是由于这些信息在大脑中没有被广泛传播，你在阅读时并不会有意识地觉知到它们。

　　前文提到的实验表明，信息可以进入我们的大脑却不产生有意识知觉。有趣的是，这类信息却可以影响我们的行为，后文我们就会看到。这是因为大脑的无意识加工过程并不限于感觉信息。虽然单纯识别一个词是无意识地发生的，但这个词的含义却在大脑的高级区域得到加工，而我们并不会意识到这一点。这个词的其他方面也可以被无意识地加工，比如它的发音，或者它的情绪属性，或者它是否属于口误而我们是否想改口。同样，当我们看到一个数字时，我们不费吹灰之力就能接入大脑的数学系统。科学家仍在努力了解无意识加工过程是如何运作的，以及它能达到多深的程度。

相关还是因果？

有些信息是属于前意识的，因而与有意识活动（意识的神经性相关物）只是相关关系，还有些信息实际导致了有意识活动，我们如何区分这两者呢？大脑是如何对意识的实际内容进行编码的？为了在这些问题上取得进展，我们需要更精细的技术。

哥伦比亚大学的丹尼尔·萨尔兹曼和斯坦福大学的威廉·纽瑟姆使用了电刺激来操纵动物大脑中的信息加工通路。[5]他们训练这些动物判断屏幕上的圆点是向左还是向右移动。通过刺激与视觉运动有关的大脑区域的一小块，萨尔兹曼和纽瑟姆可以使动物对圆点移动方向的知觉发生轻微变化。这种知觉的变化导致动物改变了它们对圆点移动方向的判断。因此，比如圆点实际上在向右移动，但当纽瑟姆和萨尔兹曼刺激那些专注向左移动的脑细胞时，动物就会改变判断，认为圆点在向左移动。

在1989年一项类似的工作中，尼科斯·洛戈塞蒂斯和杰弗里·沙尔研究了双眼竞争。[6]双眼竞争指的是这样一种情况：当给一只眼睛呈现一幅图像，给另一只眼睛呈现一幅不同的图像时，我们的知觉不是将两幅图像叠加在一起，而是在两幅图像之间来回跳转——我们同一时间只能有意识地"看到"其中一幅图像。同样的现象也发生在动物身上。洛戈塞蒂斯和沙尔在实验中训练猴子来"报告"这种跳转。他们发现，一些神经元只响应图像本身，其他神经元则响应动物对该图像的知觉。而我们已经知道，知觉不仅仅是对感觉刺激的反应，还会参与记忆等认知功能。洛戈塞蒂斯和沙尔的研究催生了更多的研究，这些研究的主要发现是，随着信息从初级视觉皮层传到大脑的高级区域，参与知觉（即对物体的心理表征）加工的神经元的数量越来越多。

洛戈塞蒂斯从他的研究以及相关研究中得出结论："从这些研究中开始涌现的大脑图景是一个系统，这个系统的加工过程不仅对输入的感觉信息做出反应，而且对代表期望——基于过往经验形成——的内部信号做出反应，由此创造出有意识状态。"[7]他继而指出，为了揭示意识背后的神经环路，"我们在鉴定反映意识的神经元方面的成功是一个良好的开端"。

尽管我们对意识生物学的研究才刚刚开始，这些实验已然为我们提供了一些有用的范式来探索不同的意识状态。

对意识生物学的总体看法

电信号向前传播到前额叶皮层，将无意识信息广播到全局工作空间，意识由此得到表征。做出这样的结论很是诱人，但意识不可能这么简单。这种广播活动有些确实表征了意识，但有些可能只是表征了联想。

例如，假设一个不知道约翰·列侬是谁的女性看到了一张他的照片。这个人的大脑会经历从视觉皮层向前额叶皮层发送信息的常规过程；这样一来，她会看到一个戴着圆框眼镜、长发飘飘的帅哥。然而，如果这个人其实知道约翰·列侬是谁，她可能会将列侬的形象与披头士乐队的歌曲《埃莉诺·里格比》以及乐队其余成员保罗·麦卡特尼、乔治·哈里森和林戈·斯塔尔联系起来。这些额外的大脑活动与对列侬面孔的知觉是分开的，前者需要识别出列侬的形象并将其与记忆联系起来。我们是无意识地进行这些联想的，但它们同样是大脑前额叶区域活动的结果，活动是对来自视觉系统的信息做的反应。

最后，非常重要的一点是，意识在很大程度上可以独立于输入的刺激进行运作。我们一般把大脑设想为接收感觉输入并产生输出作为响应。这通常是准确的，但考虑一下这种情况：即使在完全黑暗的环境中，在没有视觉刺激的情况下，我们的大脑仍然保持着非常复杂的活动状态，这些活动源自大脑高级皮层，因此是自上而下的，或者说本质上是认知性的。此外，当我们做梦时，尽管来自外部世界的一些信号可能受到阻挡不能传到大脑皮层，但我们还是可以在梦里体验到色彩丰富、情绪高昂的事件。有时，我们在思考和计划的同时忽略了周遭的外部事件。甚至当我们做白日梦和憧憬未来发生的事情时，大脑也会暂时阻断感觉刺激，转而投入我们内心产生的想法中。这些想法和白日梦都是独立产生的，不靠外部刺激的输入。诚然，我们的大脑可能会被巨大的噪声或烟味带回现实，但是当我们专注于内心的想法时——我们常常这么做——大脑会把新的感觉刺激挡在外面。

决　策

做出良好决策的能力是一项至关重要的技能，它取决于无意识和有意识的心理加工过程。在第8章，我们讨论了情绪在决策中的重要作用。本章我们更进一步，探讨来自认知心理学和生物学的几个观点，这些观点促进了我们对决策中有意识和无意识过程如何互动的理解。

认知心理学家蒂莫西·威尔逊提出了适应性无意识的概念，它是一套类似于弗洛伊德的前意识无意识的高级认知过程。[8]适应性无意识能在我们没有意识到的情况下迅速对信息做出解释，因此对我们的生存至关重要。当我们有意识地关注周围发生的事情时，适应性无意识让我们的一部分心智跟踪其他地方发生的事情，以确保我们不会错过重要的东西。适应性无意识有很多功能，其中之一就是决策。[9]

我们中的许多人，在面临一个重要的抉择时，会相沿成习地拿出一张纸，列出一个利弊清单，以帮助我们做出决定。但实验表明，这恐怕不是做决定的最佳方式。如果你的意识过于强烈，你可能会说服自己，认为自己更喜欢你实际上不喜欢的东西。如果你允许自己收集尽可能多的关乎决策的信息，然后让它们无意识地渗入大脑，你反而会得到最好的结果。偏好是会自己冒出来的。睡眠有助于平衡情绪，所以在做出一个重要的决定之前，你应该睡一觉。总而言之一句话：我们的有意识决定依赖于从无意识中选择的信息。

虽然适应性无意识是一组非常聪明、复杂的心理过程，但它并不完美。它会迅速对信息进行分类，可能还得有点刻板。有一个思想流派认为，这可能是造成偏见的部分原因。我们基于过往经验迅速对刺激做出反应，但这些经验可能并不适用于当下的新情况。面对新情况，意识可能会介入并纠正仓促的判断："等一下。这种快速、消极的反应可能是错误的。我需要重新思考。"适应性无意识与意识协同工作，指导我们如何成为地球上最聪明的物种。对于这两个为加工不同种类的信息而进化的心理过程，我们可以往回追溯多久呢？这是一个有趣的问题。

加州大学旧金山分校的本杰明·利贝特通过一个简单的实验揭示了适应性无意识在决策中的生物学作用。德国神经学家汉斯·赫尔穆特·科恩胡贝尔的研究已经表明，当我们启动一个随意运动，比如将要移动一只手时，会产生一个准备电位，这是一个可以在颅骨表面检测到的电信号。准备电位出现在运动发生前的一瞬间。

利贝特将这一实验推进了一步。他要求实验参与者有意识地"想要做"一个动作，并准确记录下这个意愿发生的时间。他确信它会发生在准备电位出现之前，而准备电位是运动开始的信号。令他惊讶的是，它实际上发生在准备电位出现之后。事实上，通过对一些实验试次的结果进行统计，利贝特可以看透一个人的大脑，甚至在这个人觉知到自己将要运动之前就已经知道他将要运动。[10]

这一惊人的结果可能表明，我们受到自身无意识的本能和欲望的支配。然而，事实上，我们大脑中的活动早于我们做出运动的决定，而不是早于运动本身。正如利贝特所解释的，启动一个随意动作的加工过程在大脑的无意识区域迅速发生；然而，就在运动开始之前，更慢入戏的意识会对这次运动予以批准或否决。因此，在你抬起手指之前的150毫秒内，你的意识决定了你是否真的会移动手指。利贝特表明的是，大脑中的活动先于意识，就像它先于我们采取的任何行动。因此，我们必须细化对大脑活动本质的思考，因为它与意识息息相关。

20世纪70年代，丹尼尔·卡尼曼和阿莫斯·特沃斯基开始提出一个观点：直觉思维是作为知觉与推理之间的一个中间步骤而起作用的。他们探索了人们如何做出决定，由此认识到，无意识的推理错误极大地扭曲了我们的判断，影响了我们的行为。[11]他们的工作成为行为经济学这一新领域的框架的一部分。

卡尼曼和特沃斯基发现了一些心理捷径，这些捷径虽然允许我们快速反应，但会带来并非最佳的判断。例如，我们的决策会受到对选择的描述（或框定）方式的影响。在框定一个选择时，我们对损失的权衡远远重于对同等收益的权衡。例如，一个病人需要做手术，如果外科医生说有90%的病人术后生活得很好，而不是说有10%的病人会死亡，那这个病人更有可能接受手术。数字背后的事实是一样的，但由于厌恶风险，我们便更愿意听到自己有很高的存活概率而不是有很低的死亡概率。

卡尼曼进而描述了思维的两个普遍性系统。[12]系统1在很大程度上是无意识的、快速的、自动的和直觉的，就像适应性无意识，或者像著名认知心理学家沃尔特·米歇尔所说的"热"思维。一般来说，系统1使用联想和隐喻来对一个问题或状况进行快速粗略的回答。卡尼曼认为，有些技巧性非常高的活动需要大量直觉的参与，比如大师级水平的对弈或者玩转社交场合。但直觉很容易出现偏差和错误。

相比之下，系统2是基于意识的、缓慢的、审慎的和分析性的，就像米歇尔所说的"冷"思维。系统2评估一个情境时，会运用明确的信念并对替代方案进行合理评估。卡尼曼认为，虽然我们认同系统2，它是有意识的、推理的自我，会做出选择并决定思考什么和做什么，但实际上主导我们生活的是系统1。

关于决策的系统生物学，一个清晰例子体现在对无意识情绪、有意识感受及两者的身体表达的研究中。直到19世纪末，情绪还被认为是一个特定的事件序列的结果：一个人认识到自己处于可怕的情境中；这种认识在大脑皮层产生了有意识的恐惧体验；恐惧在身体的自主神经系统中诱发了无意识的变化，导致心率加快、血管收缩、血压升高和手心出汗。

我们已经知道，威廉·詹姆斯在1884年给这一事件序列平添变数。詹姆斯认识到，不仅是大脑向身体传递信息，同样重要的是，身体也向大脑传递信息。他提出，我们对情绪的有意识体验发生在身体出现生理反应之后。因此，当我们遇到一只挡在路中间的熊时，我们不是先有意识地评估这只熊的凶猛程度，然后才感到害怕，相反，我们会先本能地逃离，之后才体验到有意识恐惧。

最近，有三个独立的研究小组证实了詹姆斯的理论。[13]他们利用脑成像技术考察了前脑岛。脑岛表征着我们的感受，也就是我们对身体响应高情绪刺激的有意识觉知。脑岛不仅评估和整合这些刺激在情绪或动机方面的重要性，它还协调外部感觉信息和我们的内部动机状态。对身体状态的这种意识是我们对自我的情绪觉知（即感受"我在"）的衡量。

约瑟夫·勒杜是情绪神经生物学领域的先驱，我们在第8章提到过他，他发现刺激进入杏仁核有两条通路。第一条是快速、直接的通路，它加工无意识感觉信息，并自动将一个事件的各种感觉信息联系在一起。第二条通路则通过大脑皮层的几个中继站（包括脑岛）发送信息，它可能有助于对信息的有意识加工。勒杜认为，直接和间接通路共同介导了对某一情境的即时无意识反应和之后对该反应的有意识解读。

有了这些研究，我们现在可以深入精神生活的表面之下，开始考察有意识和无意识的经验是如何关联的。事实上，最近对意识的一些最迷人的洞见出自与詹姆斯的理论类似的研究，这些研究通过明确意识在其他心理过程中所起的作用来理解意识。例如，埃利奥特·威默和达芙娜·肖哈密的脑成像研究表明，海马体中参与有意识回忆的机制也可以用于指导和偏转无意识决定。[14]

威默和肖哈密设计了一项研究：他们首先向受试者展示一

系列配对的图片；然后，他们将这些图片拆散，利用条件性学习技术，将其中一些图片与金钱奖励一起呈现给受试者；最后，他们向受试者展示了其余没有与金钱奖励关联的图片，并问受试者更喜欢后一类图片中的哪些图片。结果表明，受试者倾向于喜欢先前与有奖励的图片配对过的图片，即便受试者并不能有意识地回忆起它们先前是配对过的。研究人员得出结论，海马体可以重新激活当前图片与其原配的联结，还可以和纹状体一起把当前图片与奖励的记忆进行关联，从而使受试者的选择产生偏转。

认识到决策和选择背后的生物学机制之后，纽瑟姆和其他神经科学家开始在动物的细胞水平上采用决策和选择的经济学模型，试图理解支配决策的规则。与此同时，经济学家开始将这些研究成果整合进他们的经济学理论。

通过测试灵长类动物的单个神经细胞，神经科学家在决策研究方面取得了良好进展。以迈克尔·沙德伦的研究工作为代表，一个关键的发现是，那些参与决策的大脑皮层联合区的神经元，其反应特性非常不同于大脑皮层感觉区的神经元。感觉神经元只对当前的刺激做出反应，而联合神经元的活跃时间更长，这可能是因为它们属于将知觉与临时行动计划联系起来的机制的一部分。[15]

沙德伦的研究结果表明，联合神经元准确地追踪着与做出选择相关的概率。例如，当一只猴子看到越来越多的证据表明选择右侧目标会发放奖励时，倾向于选择右侧目标的神经活动就会增加。这使得猴子能够积累证据，并在正确的概率超过某个阈值（比如90%）时做出选择。神经元的活动和由它们驱动的决定可以非常迅速地发生，通常不到一秒钟。因此，在条件适当时，即使是快速做出的决定也可以是近乎最佳的决定。这可能解释了为什么快速的、无意识的、系统1型的思维模式能够在进化中生存下来：它虽然在某些情况下可能容易出错，但是在其他情况下却具有高度适应性。

精神分析和新心智生物学

在20世纪上半叶，精神分析对无意识心理过程、心理决定论、婴儿性欲以及（也许是其中最重要的）人类动机的非理性等学说注入了非凡的新洞见。它的方法论如此新颖有力，以至于许多年里，除了弗洛伊德，还有其他有智慧且具创造性的精神分析学家都断言，在患者与精神分析师之间进行的心理治疗过程为科学地探索人类心智提供了最佳的情境。

但是精神分析在20世纪下半叶所取得的成就却不那么令人瞩目。尽管它的方法论在不断进步，但相对而言，很少出现让人眼前一亮的新洞见。最关键且最令人失望的是，精神分析没有变得更科学。具体来说，它没有发展出客观的方法来检验它所提出的各种令人兴奋的观点。因此，进入21世纪，精神分析的影响力每况愈下。

是什么导致了这种令人遗憾的衰退呢？第一，精神分析已经耗尽了其大部分的探究能力。弗洛伊德仔细地聆听患者，而且是用新的方式聆听。他还创造了一个临时模式，以便从患者明显不相关和不连贯的联想中获得意义。然而，现在，仅仅通过仔细聆听个体患者，是几乎学不到什么新理论的。不仅如此，精神分析的医患关系容易受到观察者偏见的影响，在这种情境中对个体患者进行临床观察，并不能为心智科学打下充实的基础。

第二，尽管精神分析经常自认为是一门科学学科，但是它鲜少使用科学方法，而且多年来它未能将其假设提交给实验来检验。实际上，一直以来精神分析产生想法的能力要远胜过它检验想法的能力。部分原因在于，除了极少数例外，在精神分析疗程中收集的数据是私密的：患者的评论、联想、沉默、姿势、运动和其他行为都是保密的。事实上，建立精神分析治疗过程所需要的信任，关键在于保护隐私。因此，我们通常只能得到分析师对他们认为在治疗过程中所发生情况的主观描述。这样的描述是无法与科学数据相提并论的。

第三，除了一些值得注意的例外，精神分析学家并没有欣然接纳半个世纪以来关于大脑生物学及其对行为的控制的知识。

如果精神分析要重新获得其智识力量和影响力，正如它应该做的那样，它就需要建设性地与新心智生物学联姻。在概念上，新心智生物学可以为精神分析的未来发展提供一个科学基础。在实验上，生物学的洞见可以激发新的研究，用来检验一些关于大脑过程如何介导心理过程和行为的具体想法。脑成像研究已经提供了证据，证明精神分析以及其他形式的心理治疗都是生物性治疗——它们确实在大脑中和行为上产生了可检测的、持久的生理变化。现在，我们需要弄清楚这些变化是如何发生的。

幸运的是，精神分析界的一些人认识到，实证研究对该学科的未来至关重要。因为有了他们，在过去几十年里出现了两个强劲的趋势。第一个是上文提到的努力，使精神分析与新心智生物学联姻。第二个是对循证心理治疗的坚持，我们在第3章讨论过。由于几乎每一种心理功能都需要有意识和无意识过程的交互作用，那么新心智生物学可以在精神分析理论和现代认知神经科学之间架起重要的连接桥梁。这种连接让认知神经科学能够探索、修正并在适当的时候驳斥精神分析关于无意识的理论。它还让精神分析的思想能够丰富认知神经科学。

例如，通过使用迪昂的操作手段，我们可以探索弗洛伊德的本能无意识如何映射到现代生物学对社会行为和攻击性的洞见中。这些无意识过程是否进入了大脑皮层，即便它们可能并没有进入意识？哪些神经系统支配着升华、压抑和歪曲等防御机制？

关于有意识和无意识心理过程的本质，21世纪的生物学已经能够很好地回答其中的一些问题，但是，如果我们能通过新心智生物学与精神分析的综合来回答，答案就会更丰富和更有意义。这种综合将大大增进我们对心理障碍的认识，由此还增进我们对正常脑功能的神经环路的认识。对正常脑功能的新洞见将使我们能够更好地理解大脑障碍患者，并为他们开发有效的治疗方法。

展望未来

意识仍然是一个谜。我们知道，意识不是静态的，而是有各种各样的状态。此外，意识需要将无意识的知觉信息传播到大脑皮层的广泛区域，特别是负责整合知觉、记忆和认知的前额叶皮层。探明意识的本质——实质就是我们如何从大脑的无意识活动中获得对自我的觉知——是21世纪最大的科学挑战之一，所以答案不会来得很快或很轻松。

尽管大脑障碍可以对我们有意识体验的许多方面，如认知、记忆、心境、社会互动、意志和行为造成干扰，但是迄今为止，我们从这些障碍中了解到的关于意识的大部分知识都适用于研究有意识和无意识过程的互动。这种互动可能对我们最终理解意识是如何产生的至关重要。

结　论

在过去的一个世纪里，我们对大脑及其障碍的了解比之前所有世纪的合起来还多。人类基因组的解码向我们展示了基因如何决定大脑的组织结构，以及基因的变化如何影响疾病。我们对支撑特定大脑功能（比如记忆）的分子通路，以及导致这些功能出现障碍（比如阿尔茨海默病）的缺陷基因都有了新的认识。我们还更多地了解到基因和环境在导致大脑障碍方面的强大交互作用，比如应激在心境障碍和创伤后应激障碍中所表现的那样。

同样引人注目的是最近在大脑扫描技术方面取得的突破性进展。科学家现在可以追踪特定的心理过程和心理障碍到大脑中的特定区域或区域组合，当一个人处于警觉状态时，活跃的神经细胞被点亮，形成色彩鲜艳的大脑功能图谱。最后，疾病的动物模型为我们指明了研究人类患者的新途径。

我们已经知道，当大脑环路（神经元与它们所形成的突触组成的网络）的某些部分过度活跃、不活跃或无法有效通信时，就会导致大脑障碍。这种功能紊乱可能源于损伤、突触连接的变化或者大脑发育过程中的接线错误。它们影响了大脑的哪些区域，对应的障碍就会改变我们体验生活的方式，改变我们的情绪、认知、记忆、社会互动、创造力、选择的自由、运动，或者（最常见的）我们天性中这些方面的组合。

在很大程度上，多亏了遗传学、脑成像技术和动物模型的进步，研究大脑障碍的科学家已经确定了我们大脑正常运作的若干一般原理。例如，脑成像研究表明，大脑的左右半球加工不同的心理功能，而且两个半球存在相互抑制。具体来说，左半球的损伤会释放出右半球的创造能力。更一般地说，当大脑中的某个神经环路被关闭时，原本受到该环路抑制的另一个环路就会被打开。

有些障碍看上去并不相关，因为它们表现出明显不同的行为类型，但是科学家发现这些障碍之间存在惊人的联系。像一些运动和记忆障碍，比如帕金森病和阿尔茨海默病，都是由错误折叠的蛋白质造成的。这些障碍的症状之所以表现出很大差异，是因为受到影响的特定蛋白质和它们负责的功能不同。类似地，孤独症和精神分裂症都涉及突触修剪，即去除神经元上多余的树突。在孤独症中树突没有得到充分修剪，而在精神分裂症中却修剪了太多的树突。在另一个例子中，三种不同的障碍——孤独症、精神分裂症和双相障碍——共享基因变异。也就是说，一些带来患精神分裂症风险的基因也带来了患双相障碍的风险，而一些带来患精神分裂症风险的基因则带来了患孤独症谱系障碍的风险。

无意识和有意识心理过程的交互作用对于我们如何在这个世界上生活至关重要。我们在创造力和决策中特别清楚地看到这一点。我们与生俱来的创造力（在任何领域）都依赖于松开意识的束缚并获得与无意识的接触。有些人比其他人更容易做到这一点。普林茨霍恩的精神分裂症艺术家，由于受到的禁忌和社会束缚更少，可以自由地进入他们的无意识冲突和欲望中，而超现实主义艺术家则不得不寻找方法来挖掘自己的无意识。

决策的情况不同于创造力。在决策过程中，我们没有意识到自己的无意识情绪，或者说没有意识到对它们的需要。然而，研究表明，调控情绪的脑区受损的人做决定时存在很大的困难。

这门新心智生物学已经彻底改变了我们理解大脑及其障碍的能力。不过，现代认知心理学和神经科学的这种综合对我们未来的生活可能会产生什么影响呢？

新心智生物学将在两个方面彻底改变医学实践方式。第一，神经病学和精神病学将合并成一个共同的临床学科，并且越来越把患者视作对健康或疾病具有特定遗传易感性的个体。这将使我们朝着受生物学启发的个性化医疗迈进。第二，我们将首次对大脑出现障碍时发生错误的加工过程，以及导致大脑性分化和个体性别认同的加工过程，取得一些有意义和更细致入微的生物学认识。

通过以临床DNA测试为重点来寻找个体存在的微小基因差异，个性化医疗很可能揭示一个人是否存在患某种特定疾病的风险，从而使我们能够远早于征兆和症状出现就通过饮食、手术、运动或药物改变该疾病的进程。例如，目前，对新生儿主要筛查的是可治疗的遗传性疾病，比如苯丙酮尿症。也许在不久的将来，有高风险患精神分裂症、抑郁症或多发性硬化的儿童会得到识别和治疗，以避免在日后的生活中出现变故。类似地，中老年人也可以通过确定他们罹患阿尔茨海默病或帕金森病等迟发性疾病的个人风险概况而受益。实际上，DNA测试的结果还应该使我们能够预测个体对药物的反应，包括它们可能引起的任何副作用，并通过定制药物来满足个体患者的需要。

我自己的研究工作业已表明，学习——经验——会改变大脑中神经元之间的连接。这意味着每个人的大脑都与其他人的大脑略有不同。即使是基因组完全相同的同卵双胞胎，他们的大脑也因为他们接触了不同的经验而略有不同。在阐明大脑功能的过程中，脑成像技术将很有可能为我们精神生活的个体性打下一个生物学基础。如果实现了这一步，我们将有一种强大的新方法来诊断大脑障碍，评估包括不同形式的心理疗法在内的各种疗法的结果。

如此看来，理解大脑障碍的生物学是每一代学者不断尝试从新的角度理解人类思想和人类行动这一漫长征途的一部分。这是一场利用我们生物个体性的知识来丰富我们对世界的体验和对彼此的理解，使我们迈向新人文主义的艰苦奋斗。

注 释

对于大脑生物学的概述，参见 Eric R. Kandel et al., eds., *Principles of Neural Science*, 5th ed. (New York: McGraw Hill, 2013)。

前 言

1. René Descartes, *The Philosophical Writing of Descartes*, trans. John Cottingham, Robert Stoothoff, and Dugald Murdoch, vol.1 (Cambridge, U.K., and New York: Cambridge University Press, 1985).

2. John R. Searle, *The Mystery of Consciousness* (New York: The New York Review of Books, 1997).

3. Charles R. Darwin, *The Expression of the Emotions in Man and Animals* (London: John Murray, 1872).

1 大脑障碍——理解健康大脑的一扇窗

1. Eric R. Kandel and A. J. Hudspeth, "The Brain and Behavior," in Kandel et al., *Principles of Neural Science*, 5th ed., 5–20.

2. William M. Landau et al., "The Local Circulation of the Living Brain: Values in the Unanesthetized and Anesthetized Cat," *Transactions of the American Neurological Association* 80 (1955): 125–29.

3. Louis Sokoloff, "Relation between Physiological Function and

Energy Metabolism in the Central Nervous System," *Journal of Neurochemistry* 29 (1977): 13–26.

2 孤独症谱系障碍——社会脑发育异常

对于孤独症的概论，参见 Uta Frith et al., "Autism and Other Developmental Disorders Affecting Cognition," in Kandel et al., *Principles of Neural Science*, 1425–40。

1. David Premack and Guy Woodruff, "Does the Chimpanzee Have a Theory of Mind?" *Behavioral and Brain Sciences* 1, no.4 (1978): 515–26.

2. Simon Baron-Cohen, Alan M. Leslie, and Uta Frith, "Does the Autistic Child Have a 'Theory of Mind'?" *Cognition* 21 (1985): 37–46.

3. Uta Frith, "Looking Back," https://sites.google.com/site/utafrith/personal-links/looking-back-.

4. Kevin A. Pelphrey and Elizabeth J. Carter, "Brain Mechanisms for Social Perception: Lessons from Autism and Typical Development," *Annals of the New York Academy of Sciences* 1145 (2008): 283–99.

5. Leslie A. Brothers, "The Social Brain: A Project for Integrating Primate Behavior and Neurophysiology in a New Domain," *Concepts in Neuroscience* 1 (2002): 27–51.

6. Stephen J. Gotts et al., "Fractionation of Social Brain Circuits in Autism Spectrum Disorders," *Brain* 135, no.9 (2012): 2711–25.

7. Cynthia M. Schumann et al., "Longitudinal Magnetic Resonance Imaging Study of Cortical Development through Early Childhood in Autism," *Journal of Neuroscience* 30, no.12 (2010): 4419–27.

8. Leo Kanner, "Autistic Disturbances of Affective Contact," *The Nervous Child: Journal of Psychopathology, Psychotherapy, Mental Hygiene, and Guidance of the Child* 2 (1943): 217–50.

9. Alison Singer, personal communication, March 24, 2017.

10. Ibid.

11. Erin McKinney, "The Best Way I Can Describe What It's Like to Have Autism," *The Mighty*, April 13, 2015, themighty.com/2015/04/what-its-like-to-have-autism-2/.

12. Ibid.

13. Ibid.

14. Beate Hermelin, *Bright Splinters of the Mind: A Personal Story of Research with Autistic Savants* (London and Philadelphia: Jessica Kingsley Publishers, 2001).

15. Stephan J. Sanders et al., "Multiple Recurrent De Novo CNVs, Including Duplications of the 7q11.23 Williams Syndrome Region, Are Strongly Associated with Autism," *Neuron* 70, no.5 (2011): 863–85.

16. Thomas R. Insel and Russell D. Fernald, "How the Brain Processes Social Information: Searching for the Social Brain," *Annual Review of Neuroscience* 27 (2004): 697–722.

17. Niklas Krumm et al., "A *De Novo* Convergence of Autism Genetics and Molecular Neuroscience," *Trends in Neuroscience* 37, no.2 (2014): 95–105.

18. Augustine Kong et al., "Rate of *De Novo* Mutations and the Importance of Father's Age to Disease Risk," *Nature* 488 (2012): 471–75.

19. Guomei Tang et al., "Loss of mTOR-Dependent Macroautophagy

Causes Autistic-like Synaptic Pruning Deficits," *Neuron* 83, no.5 (2014): 1131–43.

20. Mario De Bono and Cornelia I. Bargmann, "Natural Variation in a Neuropeptide Y Receptor Homolog Modifies Social Behavior and Food Response in *C. elegans*," *Cell* 94, no.5 (1998): 679–89.

21. Thomas R. Insel, "The Challenge of Translation in Social Neuroscience: A Review of Oxytocin, Vasopressin, and Affiliative Behavior," *Neuron* 65, no.6 (2010): 768–79.

22. Ibid.

23. Sarina M. Rodrigues et al., "Oxytocin Receptor Genetic Variation Relates to Empathy and Stress Reactivity in Humans," *PNAS* 106, no.50 (2009): 21437–41.

24. Simon L. Evans et al., "Intranasal Oxytocin Effects on Social Cognition: A Critique," *Brain Research* 1580 (2014): 69–77.

25. Tang et al., "Loss of mTOR-Dependent Macroautophagy."

3　抑郁症与双相障碍——负责情绪、思维和记忆的脑区之间失连

1. William Styron, *Darkness Visible: A Memoir of Madness* (New York: Random House, 1990; repr. Vintage, 1992), 62.

2. Andrew Solomon, "Depression, Too, Is a Thing with Feathers," *Contemporary Psychoanalysis* 44, no.4 (2008): 509–30.

3. Helen S. Mayberg, "Targeted Electrode-Based Modulation of Neural Circuits for Depression," *Journal of Clinical Investigation* 119, no.4 (2009): 717–25.

4. Eric R. Kandel, "The New Science of Mind," *Gray Matter, Sunday Review, New York Times*, September 6, 2013.

5. Mayberg, "Targeted Electrode-Based Modulation."

6. Francisco López-Muñoz and Cecilio Alamo, "Monoaminergic Neu-rotransmission: The History of the Discovery of Antidepressants from 1950s until Today," *Current Pharmaceutical Design* 15, no.14 (2009): 1563–86.

7. Ronald S. Duman and George K. Aghajanian, "Synaptic Dysfunction in Depression: Potential Therapeutic Targets," *Science* 338, no.6103 (2012): 68–72.

8. Sigmund Freud and Josef Breuer, "Case of Anna O," in *Studies on Hysteria*, trans. and ed. James Strachey and Anna Freud (London: Hogarth Press, 1955).

9. Steven Roose, Arnold M. Cooper, and Peter Fonagy, "The Scientific Basis of Psychotherapy," in *Psychiatry*, 3rd ed., eds. Allan Tasman et al. (Chichester, UK: John Wiley and Sons, 2008), 289–300.

10. Aaron T. Beck et al., *Cognitive Therapy of Depression* (New York: Guilford Press, 1979).

11. Ibid.

12. Kay Redfield Jamison, An Unquiet Mind: *A Memoir of Moods and Madness* (New York: Alfred A. Knopf, 1995), 89.

13. Solomon, "Depression, Too, Is a Thing with Feathers."

14. Mayberg, "Targeted Electrode-Based Modulation."

15. Sidney H. Kennedy et al., "Deep Brain Stimulation for Treat-ment-Resistant Depression: Follow-Up After 3 to 6 Years," *American Journal of Psychiatry* 168, no.5 (2011): 502–10.

16. Jamison, *An Unquiet Mind*, 67.

17. Jane Collingwood, "Bipolar Disorder Genes Uncovered," *Psych*

Central, May 17, 2016.

4　精神分裂症——多基因与环境共同影响大脑发育

对于精神分裂症的概论，参见 Steven E. Hyman and Jonathan D. Cohen, "Disorders of Thought and Volition: Schizophrenia," in Kandel et al., *Principles of Neural Science*, 1389–1401。

1. Elyn R. Saks, *The Center Cannot Hold: My Journey through Madness* (New York: Hyperion, 2007), 1–2.

2. Irwin Feinberg, "Cortical Pruning and the Development of Schizophrenia," *Schizophrenia Bulletin* 16, no.4 (1990): 567–68.

3. Jill R. Glausier and David A. Lewis, "Dendritic Spine Pathology in Schizophrenia," *Neuroscience* 251 (2013): 90–107.

4. Daniel H. Geschwind and Jonathan Flint, "Genetics and Genomics of Psychiatric Disease," *Science* 349, no.6255 (2015): 1489–94.

5. David St. Clair et al., "Association within a Family of a Balanced Autosomal Translocation with Major Mental Illness," *Lancet* 336, no.8706 (1990): 13–16.

6. Qiang Wang et al., "The Psychiatric Disease Risk Factors *DISC1* and TNIK Interact to Regulate Synapse Composition and Function," *Molecular Psychiatry* 16, no.10 (2011): 1006–23.

7. Aswin Sekar et al., "Schizophrenia Risk from Complex Variation of Complement Component 4," *Nature* 530, no.7589 (2016): 177–83.

8. Ryan S. Dhindsa and David B. Goldstein, "Schizophrenia: From Genetics to Physiology at Last," *Nature* 530, no.7589 (2016): 162–63.

9. Christoph Kellendonk et al., "Transient and Selective Overexpression of Dopamine D2 Receptors in the Striatum Causes Persistent

Abnormalities in Prefrontal Cortex Functioning," *Neuron* 49, no.4 (2006): 603–15.

5 健忘与痴呆——影响记忆功能的神经障碍

1. Larry R. Squire and John T. Wixted, "The Cognitive Neuroscience of Human Memory Since H.M.," *Annual Review of Neuroscience* 34 (2011): 259–88.

2. Eric R. Kandel, "The Molecular Biology of Memory Storage: A Dialogue Between Genes and Synapses," *Science* 294, no.5544 (2001): 1030–38.

3. D. O. Hebb, *The Organization of Behavior: A Neuropsychological Theory* (New York: John Wiley and Sons, 1949).

4. Bengt Gustafsson and Holger Wigström, "Physiological Mechanisms Underlying Long-Term Potentiation," *Trends in Neurosciences* 11, no.4 (1988): 156–62.

5. Elias Pavlopoulos et al., "Molecular Mechanism for Age-Related Memory Loss: The Histone-Binding Protein RbAp48," *Science Translational Medicine* 5, no.200 (2013): 200ra115.

6. Ibid.

7. Ibid.

8. Franck Oury et al., "Maternal and Offspring Pools of Osteocalcin Influence Brain Development and Functions," *Cell* 155, no.1 (2013): 228–41.

9. Stylianos Kosmidis et al., "Administration of Osteocalcin in the DG/CA3 Hippocampal Region Enhances Cognitive Functions and Ameliorates Age-Related Memory Loss via a RbAp48/CREB/BDNF

Pathway" (in preparation).

10. Ibid.

11. Rita Guerreiro and John Hardy, "Genetics of Alzheimer's Disease," *Neurotherapeutics* 11, no.4 (2014): 732–37.

12. R. Sherrington et al., "Alzheimer's Disease Associated with Mutations in Presenilin 2 is Rare and Variably Penetrant," *Human Molecular Genetics* 5, no.7 (1996): 985–88.

13. Thorlakur Jonsson et al., "A Mutation in *APP* Protects against Alzheimer's Disease and Age-Related Cognitive Decline," *Nature* 488, no.7409 (2012): 96–99.

14. Bruce L. Miller, *Frontotemporal Dementia*, Contemporary Neurology Series (Oxford, U.K.: Oxford University Press, 2013).

6 大脑障碍与艺术——由大脑异常激发的创造力

1. Ann Temkin, personal communication, 2016.

2. Howard Gardner, *Multiple Intelligences: New Horizons*, rev. ed. (New York: Basic Books, 2006).

3. Benjamin Baird et al., "Inspired by Distraction: Mind Wandering Facilitates Creative Incubation," *Psychological Science* 23, no.10 (2012): 1117–22.

4. Ernst Kris, *Psychoanalytic Explorations in Art* (New York: International Universities Press, 1952).

5. Bruce L. Miller et al., "Emergence of Artistic Talent in Frontotemporal Dementia," *Neurology* 51, no.4 (1998): 978–82.

6. John Kounios and Mark Beeman, "The Aha! Moment: The Cognitive Neuroscience of Insight," *Current Directions in Psychological*

Science 18, no.4 (2009): 210–16.

7. Charles J. Limb and Allen R. Braun, "Neural Substrates of Spontaneous Musical Performance: An fMRI Study of Jazz Improvisation," *PLOS One* 3, no.2 (2008): e1679.

8. Philippe Pinel, "Medico-Philosophical Treatise on Mental Alienation or Mania (1801)," *Vertex* 19, no.82 (2008): 397–400.

9. Benjamin Rush, *Medical Inquiries and Observations, upon the Diseases of the Mind* (Philadelphia: Kimber and Richardson, 1812).

10. Cesare Lombroso, The Man of Genius (London: W. Scott, 1891).

11. Rudolf Arnheim, "The Artistry of Psychotics," *American Scientist* 74, no.1 (1986): 48–54.

12. Thomas Roeske and Ingrid von Beyme, *Surrealism and Madness* (Heidelberg, Germany: Sammlung Prinzhorn, 2009).

13. Hans Prinzhorn, *Artistry of the Mentally Ill: A Contribution to the Psychology and Psychopathology of Configuration*, 2nd German ed., trans. by Eric von Brockdorff (New York: Springer-Verlag, 1995).

14. Ibid., 266.

15. Ibid., 265.

16. Ibid., vi.

17. Ibid., 150.

18. Ibid., 181.

19. Ibid., 160.

20. Ibid., 168–69.

21. Birgit Teichmann, Universität Heidelberg, personal communication, May 12, 2009.

22. Danielle Knafo, "Revisiting Ernst Kris' Concept of Regression in the Service of the Ego in Art," *Psychoanalytic Review* 19, no.1 (2002): 24–49.

23. Kay Redfield Jamison, *Touched with Fire: Manic-Depressive Illness and the Artistic Temperament* (New York: The Free Press, 1993).

24. Nancy C. Andreasen, "Secrets of the Creative Brain," *The Atlantic*, July/August 2014.

25. Jamison, *Touched with Fire*.

26. Ruth Richards et al., "Creativity in Manic-Depressives, Cyclo-thymes, Their Normal Relatives, and Control Subjects," *Journal of Abnormal Psychology* 97, no.3 (1988): 281–88.

27. Catherine Best et al., "The Relationship Between Subthreshold Autistic Traits, Ambiguous Figure Perception and Divergent Think-ing," *Journal of Autism and Developmental Disorders* 45, no.12 (2015): 4064–73.

28. Oliver Sacks, *An Anthropologist on Mars: Seven Paradoxical Tales* (New York: Alfred A. Knopf, 1995), 203.

29. Ibid.

30. David T. Lykken, "The Genetics of Genius," in *Genius and Mind: Studies of Creativity and Temperament*, ed. Andrew Steptoe (Ox-ford, U.K.: Oxford University Press, 1998), 15–37.

31. Francesca Happé and Uta Frith, "The Beautiful Otherness of the Autistic Mind," *Philosophical Transactions of the Royal Society B: Biological Sciences* 364, no.1522 (2009): 1346–50.

32. Darold A. Treffert, "The Savant Syndrome: An Extraordinary

Condition. A Synopsis: Past, Present, Future," *Philosophical Transactions of the Royal Society B: Biological Sciences* 364, no.1522 (2009): 1351–57.

33. Allan Snyder, "Explaining and Inducing Savant Skills: Privileged Access to Lower Level, Less-Processed Information," *Philosophical Transactions of the Royal Society B: Biological Sciences* 364, no.1522 (2009): 1399–1405.

34. Pia Kontos, "The Painterly Hand: Rethinking Creativity, Selfhood, and Memory in Dementia," Workshop 4: Memory and/in Late-Life Creativity (London: King's College, 2012).

35. Bruce L. Miller et al., "Enhanced Artistic Creativity with Temporal Lobe Degeneration," *Lancet* 348, no.9043 (1996): 1744–45.

36. Wil S. Hylton, "The Mysterious Metamorphosis of Chuck Close," *The New York Times Magazine*, July 13, 2016.

37. Ibid.

38. Ibid.

39. Rudolf Arnheim, "The Artistry of Psychotics," *in To the Rescue of Art: Twenty-Six Essays* (Berkeley: University of California Press, 1992), 144–54.

40. Andreasen, "Secrets of the Creative Brain."

41. Jamison, *Touched with Fire*, 88.

42. Andreason, "Secrets of the Creative Brain."

43. Ibid.

44. Robert A. Power et al., "Polygenic Risk Scores for Schizophrenia and Bipolar Disorder Predict Creativity," *Nature Neuroscience* 18, no.7 (2015): 953–55.

45. Ian Sample, "New Study Claims to Find Genetic Link Between Creativity and Mental Illness," *The Guardian*, June 8, 2015.

46. Andreason, "Secrets of the Creative Brain."

7　帕金森病与亨廷顿病——影响运动功能的神经障碍

1. Charles S. Sherrington, *The Integrative Action of the Nervous System* (New Haven, CT: Yale University Press, 1906).

2. James Parkinson, "An Essay on the Shaking Palsy. 1817," *Journal of Neuropsychiatry and Clinical Neurosciences* 14, no.2 (2002): 223–36.

3. Arvid Carlsson, Margit Lindqvist, and Tor Magnusson, "3,4-Dihydroxyphenylalanine and 5-hydroxytryptophan as Reserpine Antagonists," *Nature* 180, no.4596 (1957): 1200.

4. A. Carlsson, "Biochemical and Pharmacological Aspects of Parkinsonism," *Acta Neurologica Scandinavica, Supplementum* 51 (1972): 11–42.

5. A. Carlsson and B. Winblad, "Influence of Age and Time Interval between Death and Autopsy on Dopamine and 3-Methoxytyramine Levels in Human Basal Ganglia," *Journal of Neural Transmission* 38, nos. 3–4 (1976): 271–76.

6. H. Ehringer and O. Hornykiewicz, "Distribution of Noradrenaline and Dopamine (3-Hydroxytyramine) in the Human Brain and Their Behavior in Diseases of the Extrapyramidal System," *Parkinsonism and Related Disorders* 4, no.2 (1998): 53–57.

7. George C. Cotzias, Melvin H. Van Woert, and Lewis M. Schiffer, "Aromatic Amino Acids and Modification of Parkinsonism," *New*

England Journal of Medicine 276, no.7 (1967): 374–79.

8. Hagai Bergman, Thomas Wichmann, and Mahlon R. DeLong, "Reversal of Experimental Parkinsonism by Lesions of the Subthalamic Nucleus," *Science*, n.s., 249 (1990): 1436–38.

9. Mahlon R. DeLong, "Primate Models of Movement Disorders of Basal Ganglia Origin," *Trends in Neurosciences* 13, no.7 (1990): 281–85.

10. D. Housman and J. R. Gusella, "Application of Recombinant DNA Techniques to Neurogenetic Disorders," *Research Publications—Association for Research in Nervous and Mental Disorders* 60 (1983): 167–72.

11. The Huntington's Disease Collaborative Research Group, "A Novel Gene Containing a Trinucleotide Repeat That Is Expanded and Unstable on Huntington's Disease Chromosomes," *Cell* 72 (1993): 971–83.

12. Stanley B. Prusiner, "Novel Proteinaceous Infectious Particles Cause Scrapie," *Science* 216, no.4542 (1982): 136–44.

13. Stanley B. Prusiner, *Madness and Memory: The Discovery of Prions—A New Biological Principle of Disease* (New Haven, CT: Yale University Press, 2014), x.

14. Mel B. Feany and Welcome W. Bender, "A Drosophila Model of Parkinson's Disease," *Nature* 404, no.6776 (2000): 394–98.

8 焦虑症与精神病态行为——调控情绪与决策的脑区异常

1. William James, "What Is an Emotion?" *Mind* 9, no.34 (April 1, 1884), 190.

2. Aristotle, Lesley Brown, ed., and David Ross, trans., *The Nicomachean Ethics* (Oxford: Oxford University Press, 2009).

3. Sandra Blakeslee, "Using Rats to Trace Anatomy of Fear, Biology of Emotion," *New York Times*, November 5, 1996.

4. Edna B. Foa and Carmen P. McLean, "The Efficacy of Exposure Therapy for Anxiety-Related Disorders and Its Underlying Mechanisms: The Case of OCD and PTSD," *Annual Review of Clinical Psychology* 12 (2016): 1–28.

5. Barbara O. Rothbaum et al., "Virtual Reality Exposure Therapy for Vietnam Veterans with Posttraumatic Stress Disorder," *Journal of Clinical Psychiatry* 62, no.8 (2001): 617–22.

6. Mark Mayford, Steven A. Siegelbaum, and Eric R. Kandel, "Synapses and Memory Storage," *Cold Spring Harbor Perspectives in Biology* 4, no.6 (2012): a005751.

7. Alain Brunet et al., "Effect of Post-Retrieval Propranolol on Psychophysiologic Responding during Subsequent Script-Driven Traumatic Imagery in Post-Traumatic Stress Disorder," *Journal of Psychiatric Research* 42, no.6 (2008): 503–6.

8. William James, *The Principles of Psychology*, vol.2 (New York: Henry Holt and Company, 1913), 389–90.

9. Antonio R. Damasio, *Descartes' Error: Emotion, Reason, and the Human Brain* (New York: G. P. Putnam's Sons, 1994), 34ff.

10. Ibid., 43.

11. Ibid., 44–45.

12. Joshua D. Greene et al., "An fMRI Investigation of Emotional Engagement in Moral Judgment," *Science* 293 (2001): 2105–8.

13. *Kent A. Kiehl* and *Morris B. Hoffman*, "The Criminal Psychopath: History, Neuroscience, Treatment, and Economics," *Jurimetrics* 51 (2011): 355–97.

14. Ibid. See also L. M. Cope et al., "Abnormal Brain Structure in Youth Who Commit Homicide," *NeuroImage Clinical* 4 (2014): 800–807, and interview with Kent Kiehl in Mike Bush, "Young Killers' Brains Are Different, Study Shows," *Albuquerque Journal*, June 9, 2014.

9 成瘾障碍——大脑的奖赏系统受损

1. James Olds and Peter Milner, "Positive Reinforcement Produced by Electrical Stimulation of Septal Area and Other Regions of Rat Brain," *Journal of Comparative and Physiological Psychology* 47, no.6 (1954): 419–27.

2. Wolfram Schultz, "Neuronal Reward and Decision Signals: From Theories to Data," *Physiological Reviews* 95, no.3 (2015): 853–951.

3. Nora D. Volkow et al., "Dopamine in Drug Abuse and Addiction: Results of Imaging Studies and Treatment Implications," *Archives of Neurology* 64, no.11 (2007): 1575–79.

4. Lee N. Robins, "Vietnam Veterans' Rapid Recovery from Heroin Addiction: A Fluke or Normal Expectation?" *Addiction* 88, no.8 (1993): 1041–54.

5. N. D. Volkow, Joanna S. Fowler, and Gene-Jack Wang, "The Addicted Human Brain: Insights from Imaging Studies," *Journal of Clinical Investigation* 111, no.10 (2003): 1444–51.

6. N. D. Volkow, George F. Koob, and A. Thomas McLellan, "Neurobi-

ologic Advances from the Brain Disease Model of Addiction," *New England Journal of Medicine* 374, no.4 (2016): 363–71.

7. Eric J. Nestler, "On a Quest to Understand and Alter Abnormally Expressed Genes That Promote Addiction," *Brain and Behavior Research Foundation Quarterly* (September 2015): 10–11.

8. Eric R. Kandel, "The Molecular Biology of Memory: cAMP, PKA, CRE, CREB-1, CREB-2, and CPEB," *Molecular Brain* 5 (2012): 14.

9. Jocelyn Selim, "Molecular Psychiatrist Eric Nestler: It's a Hard Habit to Break," *Discover*, October 2001.

10. Nestler, "On a Quest to Understand and Alter Abnormally Expressed Genes," 10–11.

11. Eric J. Nestler, "Genes and Addiction," *Nature Genetics* 26, no.3 (2000): 277–81.

12. Eric R. Kandel and Denise B. Kandel, "A Molecular Basis for Nicotine As a Gateway Drug," *New England Journal of Medicine* 371 (2014): 932–43.

13. Yan-You Huang et al., "Nicotine Primes the Effect of Cocaine on the Induction of LTP in the Amygdala," *Neuropharmacology* 74 (2013): 126–34.

14. Kyle S. Burger and Eric Stice, "Frequent Ice Cream Consumption Is Associated with Reduced Striatal Response to Receipt of an Ice Cream–Based Milkshake," *American Journal of Clinical Nutrition* 95, no.4 (2012): 810–17.

15. Nicholas A. Christakis and James H. Fowler, "The Spread of Obesity in a Large Social Network over 32 Years," *New England Journal of Medicine* 357 (2007): 370–79.

16. Josh Katz, "Drug Deaths in America Are Rising Faster Than Ever," *New York Times*, June 5, 2017.

10　性分化与性别认同——受大脑支配的性别特定行为

1. Norman Spack, "How I Help Transgender Teens Become Who They Want to Be," TED, November 2013; Abby Ellin, "Elective Surgery, Needed to Survive," *New York Times*, August 9, 2017.

2. David J. Anderson, "Optogenetics, Sex, and Violence in the Brain: Implications for Psychiatry," *Biological Psychiatry* 71, no.12 (2012): 1081–89; Joseph F. Bergan, Yoram Ben-Shaul, and Catherine Dulac, "Sex-Specific Processing of Social Cues in the Medial Amygdala," *eLife* 3 (2014): e02743.

3. Dick F. Swaab and Alicia Garcia-Falgueras, "Sexual Differentiation of the Human Brain in Relation to Gender Identity and Sexual Orientation," *Functional Neurology* 24, no.1 (2009): 17–28.

4. Deborah Rudacille, *The Riddle of Gender: Science, Activism, and Transgender Rights* (New York: Pantheon, 2005), 21–22.

5. Ibid., 23.

6. Ibid., 24.

7. Ibid., 27.

8. Sam Maddox, "Barres Elected to National Academy of Sciences," *Research News*, Christopher and Dana Reeve Foundation, May 2, 2013.

9. Rudacille, *Riddle of Gender*, 28–29.

10. Caitlyn Jenner, *The Secrets of My Life* (New York: Grand Central Publishing, 2017).

11. Diane Ehrensaft, "Gender Nonconforming Youth: Current Perspectives," *Adolescent Health, Medicine and Therapeutics* 8 (2017): 57–67.

12. Sara Reardon, "Largest Ever Study of Transgender Teenagers Set to Kick Off," *Nature* News, March 31, 2016.

13. Swaab and Garcia-Falgueras, "Sexual Differentiation of the Human Brain."

11　意识——人脑最大的未解之谜

1. Hyosang Lee et al., "Scalable Control of Mounting and Attack by Esr1+ Neurons in the Ventromedial Hypothalamus," *Nature* 509 (2014): 627–32.

2. Bernard J. Baars, *A Cognitive Theory of Consciousness* (Cambridge, U.K.: Cambridge University Press, 1988).

3. Stanislas Dehaene, *Consciousness and the Brain: Deciphering How the Brain Codes Our Thoughts* (New York: Viking, 2014).

4. Ibid.

5. C. D. Salzman et al., "Microstimulation in Visual Area MT: Effects on Direction Discrimination Performance," *Journal of Neuroscience* 12, no.6 (1992): 2331–55; C. D. Salzman and William T. Newsome, "Neural Mechanisms for Forming a Perceptual Decision," *Science* 264, no.5156 (1994): 231–37.

6. N. K. Logothetis and Jeffrey D. Schall, "Neuronal Correlates of Subjective Visual Perception," *Science*, n.s., 245, no.4919 (1989): 761–63.

7. N. K. Logothetis, "Vision: A Window into Consciousness," *Scientific*

American, September 1, 2006.

8. Timothy D. Wilson, *Strangers to Ourselves: Discovering the Adaptive Unconscious* (Cambridge, MA: Harvard University Press, 2002).

9. Timothy D. Wilson and Jonathan W. Schooler, "Thinking Too Much: Introspection Can Reduce the Quality of Preferences and Decisions," *Journal of Personality and Social Psychology* 60, no.2 (1991): 181–92.

10. Benjamin Libet et al., "Time of Conscious Intention to Act in Relation to Onset of Cerebral Activity (Readiness-Potential): The Unconscious Initiation of a Freely Voluntary Act," *Brain* 106 (1983): 623–42.

11. Amos Tversky and Daniel Kahneman, "The Framing of Decisions and the Psychology of Choice," *Science,* n.s., 211, no.4481 (1981): 453–58.

12. Daniel Kahneman, *Thinking, Fast and Slow* (New York: Farrar, Straus and Giroux, 2011).

13. A. D. (Bud) Craig, "How Do You Feel—Now? The Anterior Insula and Human Awareness," *Nature Reviews Neuroscience* 10 (2009): 59–70; Hugo D. Critchley et al., "Neural Systems Supporting Interoceptive Awareness," *Nature Neuroscience* 7, no.2 (2004): 189–95.

14. G. Elliott Wimmer and Daphna Shohamy, "Preference by Association: How Memory Mechanisms in the Hippocampus Bias Decisions," *Science* 338, no.6104 (2012): 270–73.

15. Michael N. Shadlen and Roozbeh Kiani, "Consciousness As a Deci-

sion to Engage," in *Characterizing Consciousness: From Cognition to the Clinic*? eds. Stanislas Dehaene and Yves Christen (Berlin and Heidelberg: Springer-Verlag, 2011), 27–46.

致 谢

　　我的出版人埃里克·钦斯基给出的精彩绝妙的批评意见让我受益匪浅，他以多种重要方式重塑了本书。我也很感谢我在哥伦比亚大学的同事：汤姆·杰塞尔、斯科特·斯莫尔、丹尼尔·萨尔兹曼、米基·戈德堡和埃莉诺·辛普森，感谢他们对本书早期草稿进行了周到细致的阅读。我要再次深深地感谢出色的编辑布莱尔·伯恩斯·波特，她与我一起完成了之前的三本书，并再次将她审慎挑剔的眼光和鞭辟入里的笔力带给本书。最后，我非常感谢萨拉·麦克的编辑工作和艺术项目的开发，还有保利娜·黑尼克，她耐心地录入了本书的许多早期版本，最终富有技巧地将它完工。

译名对照表

人物名

A

埃德加·阿德里安 Edgar Adrian

西奥多·阿多诺 Theodor Adorno

鲁道夫·阿恩海姆 Rudolf Arnheim

阿洛伊斯·阿尔茨海默 Alois Alzheimer

乔治·阿加里安 George Aghajarian

汉斯·阿斯伯格 Hans Asperger

戴安娜·埃伦萨夫特 Diane Ehrensaft

南希·安德烈亚森 Nancy Andreasen

戴维·安德森 David Anderson

维克多·奥尔特 Viktor Orth

詹姆斯·奥尔兹 James Olds

B

伯纳德·巴尔斯 Bernard Baars

伊万·巴甫洛夫 Ivan Pavlov

科里·巴格曼 Cori Bargmann

芭芭拉/本·巴雷斯 Barbara / Ben Barres

西蒙·巴伦-科恩 Simon Baron-Cohen

拜伦勋爵 Lord Byron

罗伯特·鲍尔 Robert Power

汉斯·贝尔默 Hans Bellmer

亚伦·贝克 Aaron Beck

布鲁诺·贝特尔海姆 Bruno Bettelheim

阿利姆-路易·本·阿比德 Alim-Louis Benabid

西摩·本泽 Seymour Benzer

毕加索 Picasso

布莱尔·伯恩斯·波特 Blair Burns Potter

杰克·伯恩 Jack Byrne

玛丽·伯恩海姆 Mary Bernheim

凯尔·伯格 Kyle Burger

柏拉图 Plato

莱斯莉·布拉泽斯 Leslie Brothers

艾伦·布劳恩 Allen Braun

约瑟夫·布鲁尔 Josef Breuer

皮埃尔·保罗·布罗卡 Pierre Paul Broca

欧根·布洛伊勒 Eugen Bleuler

阿兰·布吕内 Alain Brunet

C

保罗·查彭蒂埃 Paul Charpentier

D

查尔斯·达尔文 Charles Darwin

萨尔瓦多·达利 Salvador Dalí

安东尼奥·达马西奥 Antonio Damasio

汉娜·达马西奥 Hanna Damasio

亨利·戴尔 Henry Dale

威廉·德·库宁 Willem de Kooning

让·德莱 Jean Delay

马伦·德朗 Mahlon DeLong

皮埃尔·德尼凯 Pierre Deniker

斯坦尼斯拉斯·迪昂 Stanislas Dehaene

卡特琳·迪拉克 Catherine Dulac

勒内·笛卡尔 René Descartes

罗纳德·杜曼 Ronald Duman

马丁·多尔蒂 Martin Doherty

E

马克斯·恩斯特 Max Ernst

F

文森特·凡·高 Vincent van Gogh

欧文·范伯格 Irwin Feinberg

威廉·费尔德伯格 William Feldberg

康斯坦丁·冯·埃科诺莫 Constantin von Economo

赫尔曼·冯·亥姆霍兹 Hermann von Helmholtz

威廉·冯特 Wilhelm Wundt

沃尔特·弗赖冈 Walter Freygang

尤塔·弗里思 Uta Frith

西格蒙德·弗洛伊德 Sigmund Freud

埃德娜·福阿 Edna Foa

詹姆斯·福勒 James Fowler

彼得·福纳吉 Peter Fonagy

G

菲尼亚斯·盖奇 Phineas Gage

卡米洛·高尔基 Camillo Golgi

米基·戈德堡 Mickey Goldberg

埃米尔·克雷佩林 Emil Kraepelin

弗朗西斯·克里克 Francis Crick

恩斯特·克里斯 Ernst Kris

尼古拉斯·克里斯塔基斯 Nicholas Christakis

查克·克洛斯 Chuck Close

约翰·库尼欧斯 John Kounios

阿诺德·库珀 Arnold Cooper

L

乔治·德·拉·图尔 Georges de La Tour

拉斐尔 Raphael

圣地亚哥·拉蒙－卡哈尔 Santiago Ramón y Cajal

本杰明·拉什 Benjamin Rush

艾伦·莱斯利 Alan Leslie

阿米尔·莱文 Amir Levine

马库斯·赖希勒 Marcus Raichle

威廉·兰道 William Landau

约瑟夫·勒杜 Joseph LeDoux

托马斯·勒斯克 Thomas Roeske

露丝·理查兹 Ruth Richards

阿洛伊斯·李格尔 Alois Riegl

本杰明·利贝特 Benjamin Libet

查尔斯·利姆 Charles Limb

罗伊·利希滕斯坦 Roy Lichtenstein

约翰·列侬 John Lennon

戴维·刘易斯 David Lewis

切萨雷·隆布罗索 Cesare Lombroso

亨利·卢梭 Henri Rousseau

德博拉·鲁达西尔 Deborah Rudacille

史蒂文·鲁斯 Steven Roose

弗雷德里克·路易 Frederick Lewy

李·罗宾斯 Lee Robins

萨琳娜·罗德里格斯 Sarina Rodrigues

刘易斯·罗兰 Lewis Rowland

斯蒂芬·罗森塔尔 Stephen Rosenthal

芭芭拉·罗斯鲍姆 Barbara Rothbaum

尼科斯·洛戈塞蒂斯 Nikos Logothetis

约翰·洛克 John Locke

M

霍勒斯·马古恩 Horace Magoun

安德烈·马松 André Masson

埃琳·麦金尼 Erin McKinney

史蒂文·麦卡罗尔 Steven McCarroll

保罗·麦卡特尼 Paul McCartney

萨拉·麦克 Sarah Mack

海伦·梅伯格 Helen Mayberg

沃尔弗拉姆·舒尔茨 Wolfram Schultz

埃里克·斯蒂斯 Eric Stice

威廉·斯科维尔 William Scoville

乔纳森·斯库勒 Jonathan Schooler

拉里·斯奎尔 Larry Squire

斯科特·斯莫尔 Scott Small

艾伦·斯奈德 Allan Snyder

诺曼·斯帕克 Norman Spack

林戈·斯塔尔 Ringo Starr

威廉·斯泰伦 William Styron

马修·斯泰特 Matthew State

卡里·斯特凡松 Kári Stefánsson

迪克·斯瓦布 Dick Swaab

戴维·苏尔策 David Sultzer

苏格拉底 Socrates

安德鲁·所罗门 Andrew Solomon

路易斯·索科洛夫 Louis Sokoloff

索拉努斯 Soranus

T

安·坦金 Ann Temkin

达罗·特雷费特 Darold Treffert

康斯坦丁·特列季亚科夫 Konstantin Tretiakoff

阿莫斯·特沃斯基 Amos Tversky

W

斯蒂芬·威尔特希尔 Stephen Wiltshire

布赖恩·威尔逊 Brian Wilson

E. O. 威尔逊 E. O. Wilson

蒂莫西·威尔逊 Timothy Wilson

埃利奥特·威默 Elliott Wimmer

路易斯·韦恩 Louis Wain

L. D. 韦尔登 L. D. Weldon

米尔顿·韦克斯勒 Milton Wexler

卡尔·韦尼克 Carl Wernicke

卡尔·维尔曼斯 Karl Wilmanns

霍尔格·维格斯特伦 Holger Wigström

诺拉·沃尔科 Nora Volkow

盖伊·伍德拉夫 Guy Woodruff

弗吉尼亚·伍尔夫 Virginia Woolf

X

希波克拉底 Hippocrates

威尔·S. 希尔顿 Wil S. Hylton

约瑟夫·席尔德克劳特 Joseph Schildkraut

达芙娜·肖哈密 Daphna Shohamy

查尔斯·谢林顿 Charles Sherrington

艾莉森·辛格 Alison Singer

作品与期刊名等

《情感接触的孤独性障碍》Autistic Disturbances of Affective Contact

《情绪是什么》What Is an Emotion?

《人类和动物的表情》*The Expression of the Emotions in Man and Animals*

《天才与疯子》*Genio e Follia*

《天才之人》*The Man of Genius*

《我穿越疯狂的旅程》*The Center Cannot Hold*

《我是凯特琳》*I Am Cait*

《物种起源》*On the Origin of Species*

《心烦意乱》*An Unquiet Mind*

《心理学原理》*The Principles of Psychology*

《心智的光明碎片》*Bright Splinters of the Mind*

《性别之谜》*The Riddle of Gender*

《自然·神经科学》*Nature Neuroscience*

图书在版编目（CIP）数据

我们时代的神经与精神疾病 / (美)埃里克·坎德尔
著；喻柏雅译. -- 北京：北京联合出版公司, 2024.7（2024.9重印）
　ISBN 978-7-5596-7644-3

　Ⅰ. ①我… Ⅱ. ①埃… ②喻… Ⅲ. ①神经病学②精
神病学 Ⅳ. ①R74

中国国家版本馆CIP数据核字(2024)第101998号

北京市版权局著作权合同登记 图字：01-2024-2196

我们时代的神经与精神疾病

著　　者：[美]埃里克·坎德尔
译　　者：喻柏雅
出 品 人：赵红仕
出版统筹：吴兴元
特约编辑：周　茜
责任编辑：高霁月
营销推广：ONEBOOK
装帧制造：墨白空间·杨　阳

北京联合出版公司出版
（北京市西城区德外大街83号楼9层　100088）
河北中科印刷科技发展有限公司　新华书店经销
字数222千字　889毫米×1194毫米　1/32　10印张
2024年7月第1版　2024年9月第2次印刷
ISBN 978-7-5596-7644-3
定价：88.00元